汉竹编著·健康爱家系列

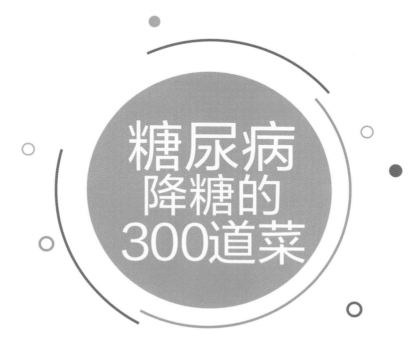

糖尿病
降糖的
300道菜

李宁 主编

U0393587

江苏凤凰科学技术出版社
全国百佳图书出版单位
——·南京·——

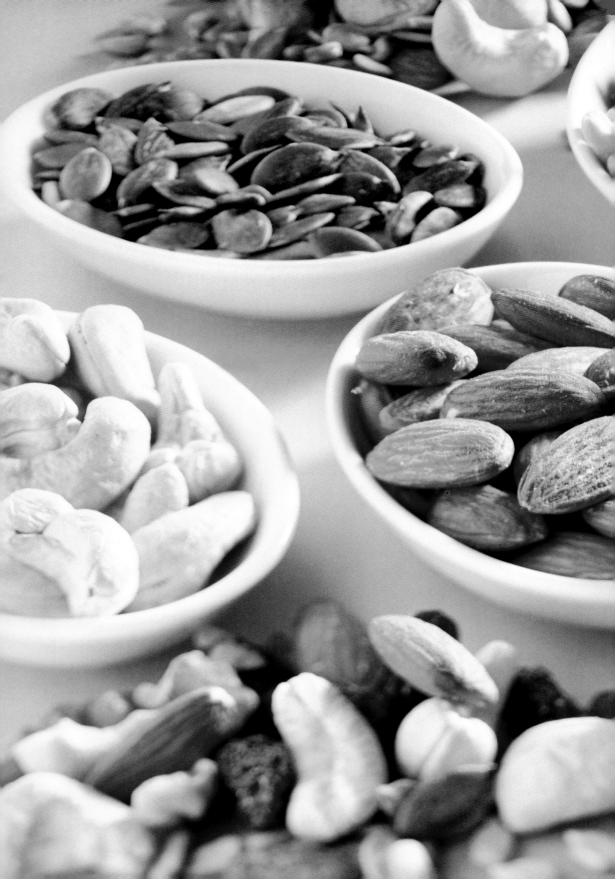

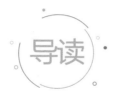

"得了糖尿病，什么都不敢吃了！"

"糖尿病没啥事儿，打了胰岛素，就和健康人一样。"

"我这么胖又有糖尿病，主食我就不吃了。"

"我有糖尿病，水果我可不敢吃，太甜了，含糖量太高！"

……

饮食和运动是对糖尿病有效的干预措施，所谓"管住嘴，迈开腿"。然而很多糖尿病患者对调节饮食存在误区，有的认为什么都要少吃，含糖或者葡萄糖转化率高的食物不能吃；而有人又太放纵口腹之欲，认为用了胰岛素，该怎么吃就怎么吃，这两种态度都不利于糖尿病控制，也不利于身体健康。

糖尿病患者的饮食既要考虑到对血糖的影响，还要考虑身体对营养的需要。此外，一些看似血糖生成指数较高的食物，如主食、水果，是糖尿病患者饮食中不可或缺的一部分，而且其中所含的营养成分对维持血糖稳定、控制血糖也是非常有益的。

那么糖尿病患者究竟该怎么吃呢？

其实，糖尿病患者要在保证营养均衡的基础上，适当调整常见饮食种类比例，并调整烹调方式，就能在满足"吃得幸福"的同时，最大限度维持血糖稳定，同时也预防糖尿病并发症的发生。

本书就生活中常见的食物种类及常见食物，向糖尿病患者介绍饮食原则及食用方法，让糖尿病患者在科学合理饮食的同时控制糖尿病发展。

目录

第一章

认识糖尿病，才能更好控制

第二章

五谷杂粮

第三章
蔬菜及菌菇类

第四章

水果类

其他类

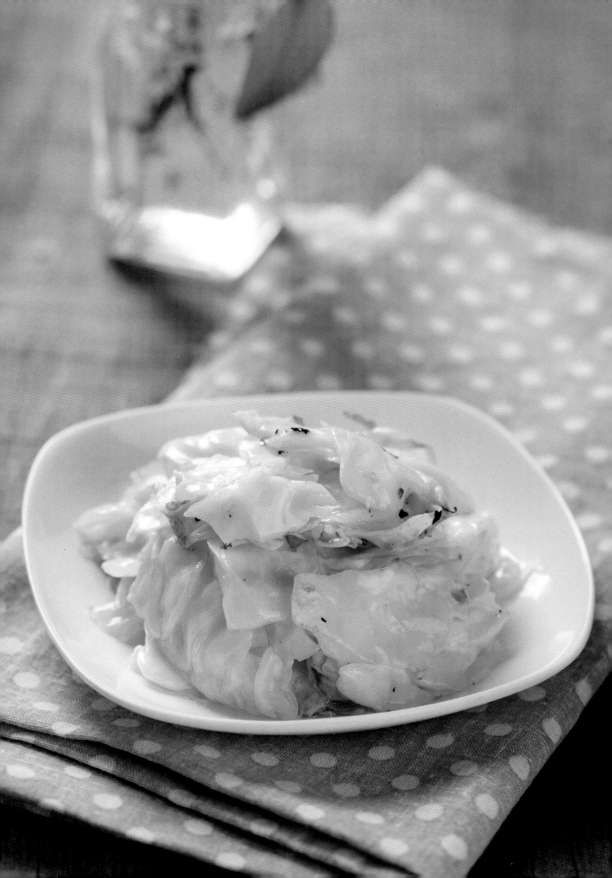

认识糖尿病，才能更好控制

所谓"知己知彼，百战不殆"，糖尿病作为我国老年人常见代谢性疾病之一，需要患者及家人正确地认识糖尿病，才能科学控制糖尿病，让身体保持较好的状态。

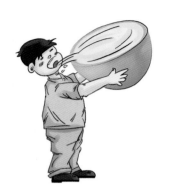

糖尿病是怎么引起的

临床上，将糖尿病定义为一组以高血糖为特征的代谢性疾病。高血糖则是由于胰岛素分泌缺陷或其生理作用受损，或两者兼有所引起的。

导致胰岛素分泌和作用受损的原因既有遗传因素，也有环境因素。也就是遗传易感性和不良环境共同作用的结果。

按照世界卫生组织 1999 年提出的糖尿病分型，可以将糖尿病分为 4 大类，即 1 型糖尿病、2 型糖尿病、妊娠期糖尿病和特殊类型糖尿病。普通成年人患病人数最多的当属 2 型糖尿病。肥胖、缺少运动、酗酒、吸烟等，都是诱发 2 型糖尿病的环境因素。

糖尿病的诊断标准

临床上，一般通过测试静脉血糖水平来判定是否患有糖尿病。有三种方法，分别是：

1. 典型的糖尿病症状，如有多饮、多尿、多食、不明原因的体重下降等，并在任何时刻检查静脉血浆葡萄糖 ≥ 11.1 毫摩尔 / 升，则确诊为患糖尿病。

2. 空腹静脉血浆葡萄糖 ≥ 7.0 毫摩尔 / 升，其中空腹是指至少 8 小时内没有进餐及饮水情况下。

3. 口服 75 克葡萄糖 2 小时静脉血浆葡萄糖 ≥ 11.1 毫摩尔 / 升，意味着可能患糖尿病，如果没有糖尿病的典型症状，则不能仅凭单次静脉血糖诊断为糖尿病。可以改日重复测定空腹或服糖后 2 小时血糖，如果重复测定或多次测定的值均符合糖尿病标准，即使没有糖尿病的症状表现，仍可诊断为糖尿病。

糖尿病并不是吃"糖"吃出来的

有些人抽血检查出血糖高，就会说"都是我前几天吃糖吃得太多了"。是这样的吗？要说起来，食物中的糖与血糖有着十分密切的关系，但糖尿病确实不能简单地认为就是"吃糖吃出来的"。

我们的身体内部有一套精密高效的血糖调控系统，当我们吃糖后，这些糖可以迅速被消化吸收，进入血液，引起血糖升高。机体一旦监测到血糖开始升高了，就会调动相应数量的胰岛素分泌出来，使血糖得到平抑。吃糖越多、血糖越高，胰岛素就分泌得越多。所以正常情况下，人体的血糖是相对稳定的，不会因为吃糖多而高上去下不来。

只有当人体的这套调控系统出现问题时，不能及时有效地应对血糖升升高的情况下，才会导致人体血糖偏高。所以，吃糖多少与血糖超标并没有直接的关联，而主要是由于人体的血糖调控系统出现了问题所导致的。

但是，如果总是吃很多的糖，会造成血糖调控系统负担过重，如果恰好再有一些糖尿病的遗传易感因素，再加上高糖饮食的反复刺激以及高糖摄入引起的肥胖，就非常容易导致血糖调控系统失调或失效，从而造成血糖偏高或患糖尿病。

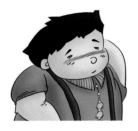

⊙ 糖尿病高危人群有哪些特征

在成年人（≥ 18 周岁）中，具有下列任何一个及以上的糖尿病危险因素者，就可以被视为高危人群：

年龄 ≥ 40 周岁。

有空腹血糖受损或者糖耐量减低史。

超重或肥胖和（或）中心型肥胖者，其中超重是指体重指数（BMI）≥ 24；肥胖是指 BMI ≥ 28；中心型肥胖是指男性腰围在 90 厘米以上，女性腰围在 85 厘米以上。

一级亲属有 2 型糖尿病家族史。

有妊娠期糖尿病史的女性。

高血压患者。

血脂异常（高密度脂蛋白胆固醇 ≤ 0.91 毫摩尔 / 升和（或）甘油三酯 ≥ 2.22 毫摩尔 / 升）。

有动脉粥样硬化性心血管疾病。

有一过性类固醇糖尿病病史者。

多囊卵巢综合征患者或伴有与胰岛素抵抗相关的临床状态。

长期接受抗精神病药物和抗抑郁药物治疗和他汀类药物治疗的患者。

⊙ 有这些特征的儿童和青少年也要做糖尿病筛查

根据 2013 年中国糖尿病流行病学调查数据显示，我国糖尿病患病率为 10.4%。有研究显示，儿童、青少年患糖尿病的风险正在提高，如果家中老人，如爷爷奶奶、外公外婆患有糖尿病，儿童或青少年（年龄 <18 周岁）有下列任意一个特征，都视为是高危人群，需要定期进行糖尿病筛查。

超重或肥胖。BMI 的计算公式为：BMI= 体重（千克）/ 身高²（米²），当 BMI ≥ 24 时，意味着超重或肥胖，患糖尿病的风险增加。

存在与胰岛素抵抗相关的临床状态，如出生体重小于胎龄者、有多囊卵巢综合征、高血压、血脂异常等。

母亲怀孕时有糖尿病史，或者被诊断为妊娠期糖尿病。

⊙ 测一测，患糖尿病风险是几级

《中国糖尿病风险评分表》是《中国 2 型糖尿病防治指南》推荐使用的糖尿病评估系统，是根据 2007~2008 年全国 14 个省、自治区及直辖市的糖尿病流行病学调查数据制成的，有助于糖尿病高危人群进行自我评估。

中国糖尿病风险评分表

评分指标		分值
年龄（岁）	20~24	0
	25~34	4
	35~39	8
	40~44	11
	45~49	12
	50~54	13
	55~59	15
	60~64	16
	65~74	18
体重指数（千克/米²）	< 22	0
	22~23.9	1
	24~29.9	3
	≥ 30	5
腰围（厘米）	男性< 75.0，女性< 70.0	0
	男性 75.0~79.9，女性 70.0~74.9	3
	男性 80.0~84.9，女性 75.0~79.9	5
	男性 85.0~89.9，女性 80.0~84.9	7
	男性 90.0~94.9，女性 85.0~89.9	8
	男性≥ 95.0，女性≥ 90.0	10

（续表）

评分指标		分值
收缩压（毫米汞柱）	< 110	0
	110~119	1
	120~129	3
	130~139	6
	140~149	7
	150~159	8
	≥ 160	10
糖尿病家族史（父母、同胞）	无	0
	有	6
性别	女性	0
	男性	2

评分值的范围为 0~51 分，总分 ≥ 25 分者应进行空腹血糖及糖负荷 2 小时后血糖检查，以筛查是否患糖尿病。

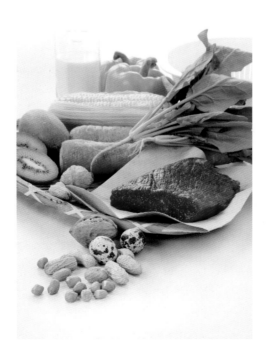

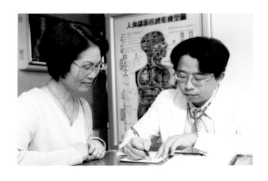

⊙ 血糖与糖尿病的是与非

高血糖是糖尿病的典型症状，也是糖尿病之所以对身体造成危害的主要原因。糖尿病患者血糖高，但不是所有的血糖高于正常的人都是糖尿病患者。只有血糖持续升高且达到一定值时，才称作糖尿病。

由于静脉血液中葡萄糖含量过高，血液渗透压增加，患者就会出现口渴、多饮症状。高糖的尿液造成渗透性利尿，导致多尿；食物分解为葡萄糖，身体无法及时有效利用葡萄糖，导致各器官得不到供能物质，使人产生饥饿感，而且导致消瘦。高血糖就是导致糖尿病患者"三多一少"症状的原因。

长期的高血糖，即使血糖不是很高，也会损害血管、神经、肾脏、心脏、眼睛等器官及系统，引发糖尿病并发症。此外，体液、血液的高糖、高渗还会导致糖尿病患者伤口不易愈合，容易感染等问题。

⊙ 胰岛素与血糖、糖尿病的"三角"关系

胰岛抵抗或缺乏是导致高血糖的根本原因之一。

胰腺是身体重要的消化器官之一，有内分泌腺和外分泌腺两部分。外分泌腺分泌胰液，促进蛋白质、脂肪和糖的消化。胰岛属于内分泌腺，胰岛细胞主要由 A 细胞、B 细胞、D 细胞、PP 细胞组成，主要起着调节人体血糖含量的作用。

胰岛 4 种细胞及作用

细胞	作用
A 细胞	分泌胰高血糖素，升高血糖
B 细胞	分泌胰岛素，降低血糖
D 细胞	分泌生长抑素，以旁分泌的方式抑制 A、B 细胞的分泌，调节人体血糖
PP 细胞	分泌胰多肽，抑制胃肠运动、胰液分泌和胆囊收缩

胰岛素分泌不足或者周围组织、器官对胰岛素的敏感性降低，就会导致血液中血糖含量的增高，长此以往引发糖尿病。

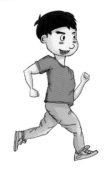

糖尿病的症状

多食

总有饥饿、吃不饱的感觉，而且喜欢吃主食。这是由于体内葡萄糖不能被有效利用，以及尿糖等糖分的流失，又因高血糖刺激胰岛素分泌引起的。

多尿

糖尿病患者的小便次数会明显增加，且尿量增多，每昼夜尿量达 3000~5000 毫升，这是由于血液中过高的血糖从尿液中排出，需要带出大量水分的缘故。

多饮

饮水量和饮水次数都增多，并且总感觉口渴。这是由于多尿引起水分丢失过多造成的。

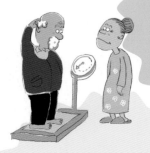

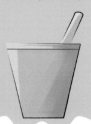

体重减轻

短时间内体重迅速减轻，形体消瘦，以致疲乏无力，精神不振，这是由于机体不能充分利用葡萄糖转化成能量的缘故。

皮肤瘙痒

全身皮肤瘙痒，多在糖尿病早期出现。经过治疗后，皮肤瘙痒感会明显缓解。

手脚麻痹、发抖

手指活动不灵活，有阵痛感；腿、脚有麻痹感，夜间会出现小腿抽筋状况。有些患者还会出现剧烈的脚痛症状。

视力下降

糖尿病容易出现眼睛疲劳，看不清东西，此时应立即进行眼科检查。

间歇性跛行

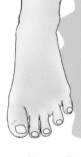

患者早期的时候会出现下肢血供应不足，走路都非常费劲，还会出现间歇性跛行。

尿路感染

这是由于糖尿病患者尿糖较高，容易致使泌尿系统中细菌滋生，引起尿路感染。

非典型症状

皮肤损伤或者出现伤口后久伤不愈；男性有不明原因的性功能减退；尿中有蛋白或者出现微量蛋白尿等也是糖尿病常见症状。

◎ 1 型糖尿病和 2 型糖尿病

在临床上,经常听到患者被诊断为 1 型糖尿病或者 2 型糖尿病,这里的 1 型和 2 型糖尿病是指糖尿病的致病原因不同,二者在治疗方法上也有所不同。

1 型糖尿病

1 型糖尿病是由于胰岛素分泌不足引起的。胰岛的 4 种细胞中胰岛 B 细胞主要起着降低血糖的作用,而在 1 型糖尿病患者身体中产生了抗胰岛 B 细胞的抗体。由于这些抗体的存在,胰岛 B 细胞受到损害,不能有效地分泌胰岛素,导致糖尿病的发生。1 型糖尿病可发生于任何年龄,目前多见于儿童及成年早期。

导致 1 型糖尿病的原因有很多,遗传易感性、自身免疫性疾病、病毒感染和环境因素等都在其中发挥了作用。

2 型糖尿病

2 型糖尿病是指体内产生胰岛素的能力并未完全丧失,有的患者体内胰岛素分泌甚至有过多现象,但周围组织器官对胰岛素的敏感性降低,或者发生了胰岛素抵抗,导致胰岛素对血糖的调节作用大大降低。2 型糖尿病多发生在 35 岁以上人群,在确诊糖尿病之前往往会有长时间的高血糖症状,但无典型性糖尿病症状。

导致 2 型糖尿病的主要因素有遗传基因、环境、肥胖、饮食习惯等。

1 型糖尿病与 2 型糖尿病的区别

比较	1 型糖尿病	2 型糖尿病
症状体征	有糖尿病的典型症状,且发展迅速,常在几个月内症状即明显	有糖尿病的典型症状,但症状发展缓慢,数年内逐渐出现症状
酮症酸中毒	儿童常见	少见,且程度轻
治疗方法	饮食调节,规律锻炼,注射胰岛素	坚持饮食调节、规律锻炼;口服降糖药控制血糖;注射胰岛素
是否可预防	不可,易患人群无法避免,且不知道什么时候会发病	通过健康的生活方式可以预防发生
是否可逆转	一般不可逆转,需要终身通过注射胰岛素治疗	患病时间较短,症状较轻可通过改善生活方式,如锻炼、控制饮食、减重等控制病情

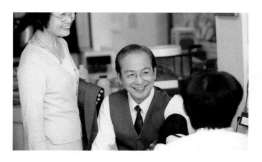

诊断糖尿病做哪些检查早知道

糖尿病的诊断标准是血糖数值，但在临床上确诊糖尿病时，并不仅仅进行血糖检查，而是要进行以下五个方面的检查。

1. 基本身体检查。包括身高、体重、腰围，以及视力、听力、神经功能、足背动脉的检查等。

2. 血糖检查。包括空腹血糖、餐后 2 小时血糖、糖化血红蛋白等。

3. 胰岛功能检查。主要用于诊断是 1 型糖尿病还是 2 型糖尿病。一般做法是在服用葡萄糖水后，以及 1 小时后、2 小时后、3 小时后分别抽取静脉血，检测血液中胰岛素和 C 肽水平。

4. 糖尿病自身抗体检查。有助于判断糖尿病类型。通常是通过抽取静脉血，检查血液中是否含有胰岛素抗体、抗谷氨酸脱羧酶抗体、胰岛细胞抗体等。检查结果以阴性或阳性表述。

5. 并发症检查，包括动脉彩超、四肢多普勒、眼底检查、尿蛋白定量、血尿酮体、血浆渗透压、血气分析、肌酐清除率、体感刺激与震动阈值、神经传导速度和肌电图等。

哪些人需要动态血糖监测

目前常用的血糖监测方法有指尖血糖监测、动态血糖监测、糖化血红蛋白检测以及糖化血浆白蛋白检测四种方式。一般患者自己在家可采用指尖血糖监测方式，用血糖仪测定血糖；糖化血红蛋白和糖化血浆白蛋白检测都是通过抽取静脉血的方式，需要在医院操作，而动态血糖监测则会令大家比较困惑，不知道是否该采用。

动态血糖监测是通过将葡萄糖感应器埋在皮下，通过监测皮下组织间液的葡萄糖浓度来监测血糖水平的一种方法。一般连续监测 3~14 天，可以获得患者连续数天的血糖波动趋势图，从而能令患者用药更加准确，把血糖控制得更加平稳、理想。

动态血糖监测费用比较高，也并不是每个糖尿病患者都适合，但对于 1 型糖尿病患者，特别总是出现无法解释的低血糖或高血糖的患者，采用动态血糖监测的方法还是必要的。

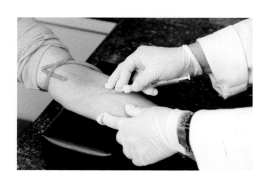

⊙ 要小心"无症状"的糖尿病前期

研究显示，糖尿病患者在出现"三多一少"等典型症状之前，一般会有 6~8 年时间处于"无症状糖尿病"状态，而此时的生活方式将会直接影响糖尿病真正发生后的身体状况以及治疗、控制情况。

糖尿病预防的"黄金期"

"无症状糖尿病"这个描述并不准确，但很形象地描述出没有出现"三多一少"等糖尿病典型症状，但血糖值，尤其是餐后 2 小时血糖值偏高，俗称是"无症状糖尿病"，也叫"糖尿病前期"，临床上通常称为糖耐量减低。

"无症状糖尿病"血糖值

身体状况	空腹血糖（毫摩尔 / 升）	糖负荷后 2 小时血糖（毫摩尔 / 升）
空腹血糖受损（IFG）	≥ 6.1 且 < 7.0	< 7.8
糖耐量减低（IGT）	< 7.0	≥ 7.8 且 < 11.1

如果检测空腹血糖或者糖负荷后 2 小时血糖数值在以上区间，则表明处于"无症状糖尿病"阶段。据统计，有 2/3 的糖尿病前期会在 6 年内发展成为糖尿病，病情发展速度将远远大于后期糖尿病发展。这意味着糖尿病有效干预的最佳时机在早期，尤其是糖尿病前期的 6 年时间。

而在糖尿病前期进行生活方式的调整，不仅可以降低患糖尿病的概率，还能减少糖尿病发展后的眼微血管病变，降低糖尿病对视力的损害，以及降低心血管病的发生。

如何知道自己是否处于糖尿病前期

糖耐量减低阶段有非常大的隐蔽性，所以一定要定期体检，糖尿病易感人群，如直系亲属或者亲兄弟姐妹有患糖尿病的，以及平时生活不规律，饮食以高热量、高脂肪、高碳水化合物为主的人群，还需要定时进行糖尿病检查，及时发现血糖异常，争取早期进行干预。

有研究显示，大多数 2 型糖尿病患者在确诊患糖尿病之前，有 6~8 年的时间处于糖耐量减低状态。此时进行饮食和运动等生活方式的干预，在干预期患糖尿病的风险将减少一半。即使患糖尿病，也比没有干预的人群晚患 3~4 年。45 岁以上人群如果能接受早期检查，尽早进行干预，可以最大程度降低患糖尿病的概率。

高危人群要定期进行糖尿病筛查

《中国 2 型糖尿病防治指南（2017 年）》建议，对于儿童和青少年的糖尿病高危人群，宜从 10 岁开始进行糖尿病筛查，成年人也宜尽早进行。

首次筛查结果正常者，宜每 3 年至少重复筛查一次。

筛查方法是检查空腹血糖或者任意点血糖，其中空腹血糖筛查是最简单易行的方法，应当被作为常规筛查方法。如果空腹血糖 ≥ 6.1 毫摩尔 / 升或者任意点血糖 ≥ 7.8 毫摩尔 / 升时，则需要进行空腹血糖和糖负荷后 2 小时血糖检查。

分级控制血糖更有效

糖尿病前期也是一个长期的过程，处于不同发展阶段的糖尿病需要不同的治疗、控糖方法，糖尿病患者及处于糖尿病前期者需要了解血糖控制的分层管理知识。

确定为处于糖尿病前期，要积极进行饮食与运动的调节，及早控制血糖，预防糖尿病的发生。

对于新诊断、年轻、无并发症 2 型糖尿病患者，宜及早采用强化控制血糖，以降低糖尿病并发症的发生风险。

对于糖尿病病程较长、老年、已经发生过心血管疾病的 2 型糖尿病患者，要注意预防低血糖，并且要强化控制血糖。

对于合并有其他心血管危险因素的 2 型糖尿病患者，建议采取降糖、降压、调脂及应用阿司匹林治疗等综合管理措施，预防心血管疾病和糖尿病微血管病变的发生。

如糖尿病已并发严重并发症，要听从医生的建议，并积极到内分泌科进行治疗。

糖尿病患者需要知道的"ABC 法则"

无论是在糖尿病前期，还是已经出现了糖尿病的典型症状，控制血糖都是遏制糖尿病继续发展的最好措施。这需要糖尿病患者了解"ABC 法则"。这将有助于降低糖尿病患者患心脏病、中风或者其他糖尿病并发症的风险。

A 是糖化血红蛋白，建议高血糖人群每隔 3~6 个月检查一次糖化血红蛋白，目标应是低于 7%。如果无法监测糖化血红蛋白，则应定期测定血糖，血糖控制良好的目标是空腹血糖 ≤ 7.0 毫摩尔 / 升，非空腹血糖 ≤ 10.0 毫摩尔 / 升。

B 则是血压，糖尿病患者及糖尿病前期者最好将血压控制在 130/80 毫米汞柱以下。

C 是胆固醇指标，包括高密度脂蛋白胆固醇、低密度脂蛋白胆固醇。其中良好的控制目标是低密度脂蛋白胆固醇控制在 100 毫克 / 分升以下；高密度脂蛋白胆固醇指标控制 40 毫克 / 分升以上。

如果高血糖人群能够将以上"ABC"指标控制好，将会大大提高生活质量，延缓糖尿病并发症的出现。

◎ 糖尿病怎么治，要听医生的

对于用药这件事，很多人有比较偏执的看法，认为离不开药物就代表着身体状况太差，所以造成很多老年人在对待高血压、糖尿病等代谢性疾病时，不听医嘱，药物也是病症严重了就吃，病况缓和后就自行停药。殊不知这种服药方式对身体的伤害比一直按医嘱服药更大。

对于 1 型糖尿病以及老年、病程较长的 2 型糖尿病患者来说，采用胰岛素治疗或者服用药物是必然，而且必须听从医嘱，按照要求每天监测血糖，有效控制血糖水平，切不可随意停止用药。

对于大多数糖尿病患者来说，一旦确诊为 1 型糖尿病，或者病程较久的 2 型糖尿病，基本可以确定是药物伴随患者终身，但是只要遵医嘱使用药物干预，并增加饮食调控和运动锻炼，基本上不影响生活质量，所以也不必过于担心。

◎ 糖尿病不可怕，可怕的是并发症

糖尿病本身不可怕，只要控制好血糖，基本上不会影响生活，但一旦发生并发症就会对健康、生活质量产生较大影响。

糖尿病控制血糖失败，容易发生急性并发症，如糖尿病酮症酸中毒、高血糖高渗状态、乳酸性酸中毒等，会导致身体产生极大的不适感。所以日常生活中，糖尿病患者一定要常测血糖，及时了解血糖水平。一旦发生急性并发症，要尽快到医院就诊、治疗。

糖尿病病程较久，也容易发生慢性并发症，主要有：

1. 心脑血管疾病。2 型糖尿病患者有 20%~40% 会发生脑血管疾病、心血管疾病，如冠心病。

2. 肾病。肾病是糖尿病患者最严重的并发症之一，而且治疗起来也更棘手。

3. 视网膜病变。长期的高血糖状态对眼底微血管产生影响，导致病变，是糖尿病最严重的并发症之一，严重者会导致视力下降、失明。

4. 神经病变。表现为疼痛、过敏、麻木，常在夜间加重，累及足部、手部。

5. 糖尿病足。表现为足部软组织及骨关节系统被破坏或畸形，严重的会出现患部溃疡、感染等。

对于有些 2 型糖尿病患者来说，可以通过早期生活干预、控制体重等方式，实现良好的控糖效果。所以糖尿病高危人群应定期体检、做糖尿病筛查，一旦确诊糖尿病后，听从医嘱，进行饮食、运动锻炼控制，并采取适宜的治疗措施，尽量避免或延缓并发症的出现。

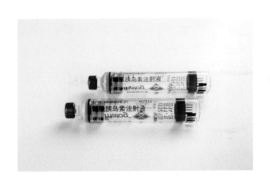

▶ 正确认识胰岛素

胰岛素分泌不足或发生胰岛素抵抗，是导致高血糖和糖尿病的根本原因，而胰岛素也是人体内唯一能降血糖的激素。但生活中，很多人对胰岛素有误解，这也成为无法有效控制血糖的重要原因之一。

药用胰岛素不可以口服，因为胰岛素是蛋白质分子，在胃酸环境下会失活，所以胰岛素都是通过注射使用。

胰岛素也不具有上瘾的功能，因为胰岛素是胰腺分泌的自然物质，虽然被看作是"药"，但本质还是身体的自然物质。

使用胰岛素后也并不意味着糖尿病患者就可以不控制饮食，随便吃。饮食控制和运动锻炼依然是糖尿病基本的治疗措施。如果糖尿病患者放开饮食，血糖在短时间内快速上升，则需要注射更多的胰岛素才能控制血糖，但胰岛素使用过多也有一定的负面作用，比如促进脂肪合成等。

胰岛素虽然是降低血糖的直接物质，但在有些糖尿病发展阶段，治疗方法需要胰岛素与口服药物同时配合使用，所以在采用胰岛素治疗后，也不能自行停止口服药物。

此外，胰岛素使用也不是越多越好，必须根据医嘱定时、定量用，注射过多胰岛素短时间内会造成低血糖，长时间会促进脂肪生成，造成超重或肥胖，进而加重糖尿病症状。

▶ 在医生指导下使用胰岛素

胰岛素治疗糖尿病效果显著，但并不是所有的糖尿病患者都适合使用胰岛素，通常在以下 7 种情况下，医生建议采用胰岛素治疗：

- 确诊为 1 型糖尿病。
- 急性并发症，如酮症酸中毒、高渗性昏迷。
- 确诊 2 型糖尿病，且口服药无效或过敏。
- 糖尿病合并严重感染，如外伤、手术、心肌梗死、脑血管意外。
- 合并慢性严重并发症，如糖尿病肾病、足坏疽或糖尿病视网膜病变。
- 肝、肾功能不全。
- 明显消瘦伴营养不良，或者处于妊娠、哺乳期。

需要提醒的是，胰岛素的剂量和调整一定要在医生指导下进行，糖尿病患者不应该自作主张过早使用或者调整胰岛素。同时，在进行胰岛素治疗期间，要保持每天规律、定量、定时的饮食习惯，并密切监测血糖水平。

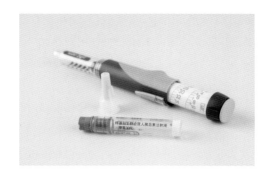

胰岛素笔 VS 胰岛素泵，哪种更好

目前针对糖尿病患者自行在家注射胰岛素有两种方式，一种是胰岛素笔，另一种是胰岛素泵。两种方式都非常简单、易于操作，但依然稍有差别。

胰岛素笔一般价格便宜，注射胰岛素剂量及次数遵医嘱即可，但一天内需要根据血糖情况多次注射胰岛素，而且由于有些患者白天需注射短效胰岛素，而夜晚需注射长效胰岛素，在操作上易引起混乱，导致控制血糖失败。此外，采用胰岛素笔注射胰岛素方式要求患者饮食更有计划性和规律性，不能随意改变摄入食物的量及进餐时间。

胰岛素泵是一种由一根细管与皮下的塑料细软针连接，输注装置将管道与人体连接给糖尿病患者输送胰岛素。采用胰岛素泵的方式更符合生理性胰岛素分泌模式，一天不用多次注射，3~5 天更换 1 次导管即可，而且携带方便，血糖控制得更好。缺点是需要随身携带胰岛素泵，价格比胰岛素笔贵。

总体说来，胰岛素笔和胰岛素泵各有利弊，胰岛素泵更适合一天之内血糖波动较大，或者需要频繁注射胰岛素的病患，如 1 型糖尿病患者及糖尿病病程较长，胰岛功能特别差的 2 型糖尿病患者。

打了胰岛素，血糖还是很高怎么回事

在糖尿病治疗过程中，很多患者在一开始注射胰岛素时，效果很好，但过了一段时间以后，会出现注射同样剂量的胰岛素，血糖控制却不太好的状况。此时很多人都会采取增加胰岛素剂量的做法，其实这是不对的。

在同样剂量的胰岛素治疗下，血糖状况却比以前糟糕，要先核查一下血糖升高的原因，是否放松了对饮食的控制，或者减少了运动量；是否存在情绪、睡眠障碍或者感染、外伤等造成血糖上升的应激性因素；是否用过影响血糖的药物，以及是否有心慌、手抖、饥饿等低血糖症状，因为低血糖发生后会有反应性高血糖出现。

另外，最重要的是要检查注射部位的皮肤是否有感染、皮下脂肪增生或者硬结情况，如有这些情况则会影响胰岛素的吸收，进而影响血糖，但只要更换注射部位就能取得原来的效果。如果没有以上任何原因，血糖依然很高，则需要考虑增加胰岛素注射剂量。

⊙ 胰岛素注射时应注意哪些事项

掌握正确的胰岛素注射技巧，既可以更好地控制血糖，又可以减少注射血糖引起的不适疼痛。

1. 胰岛素的保存。胰岛素注射前，要把胰岛素从冰箱中拿出来放置30分钟以上，待胰岛素回暖后再装入胰岛素笔中。注射刚从冰箱中取出的胰岛素，会增加注射部位的痛感。

2. 注意清洁、消毒。注射前，要洗净手，并用75%酒精棉球或安尔碘消毒液给注射部位消毒，并待酒精挥发干以后再注射。

3. 注射部位可以选择腹部、上臂、大腿以及臀部等脂肪层较多的地方，有助于胰岛素的吸收。胰岛素吸收速度依次为：腹部＞上臂外侧＞大腿前外侧＞臀部外上侧。一般胰岛素注射都选择腹部，尤其是需要白天餐前注射的短效胰岛素，需要快速控制餐后血糖，宜优先考虑腹部注射。但对于临睡前注射的长效胰岛素，可以考虑注射在大腿前外侧或臀部。注射部位选择时还要注意避开有瘀斑、硬结、凹陷或隆起、发炎的部位。

需要提醒的是，腹部的注射部位可以选择以肚脐眼为中心，直径为5厘米的圆圈外的所有腹部部位，并不局限于肚脐两侧。而且最好不要在肚脐眼附近注射，因为肚脐眼附近5厘米以内的腹部皮下组织毛细血管丰富，在此处注射，胰岛素容易直接进入血液中，不利于控糖。

注射部位要轮换，因为长期在同一位置注射，会导致该位置脂肪增生。原则上，胰岛素注射可以采取不同部位之间的大轮换，比如早上腹部、中午上臂、晚上臀部等，生活中，但为了操作方便也可以按照同一位置的小轮换，即腹部皮下不同位置的轮换。

需要注意的是，很多患者注射部位进行小轮换时往往会采取腹部左右两边轮换，其实可以按照圆圈状轮换，如左边一周按顺时针或逆时针进行7个点注射，然后再在右边轮换。

注射时，最好保证每餐前胰岛素相对固定一个部位，这样可以减少胰岛素吸收的变异性，减少血糖的大幅度波动。

此外，在给胰岛素笔或者胰岛素泵装药时，一定要注意核实胰岛素种类，千万不能用一次性注射器抽取笔芯里的胰岛素，也不能在胰岛素泵中装入胰岛素笔所用胰岛素。在去门诊取药时，也要多次核实所取药物是否是以前一直用的，千万不要混用。

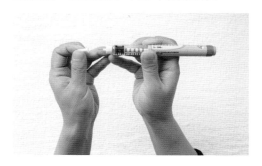

⟩ 饮食和运动——预防糖尿病的"两板斧"

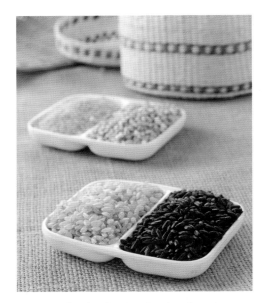

研究发现，对于肥胖的糖耐量减低者来说，无论是饮食调节还是运动锻炼都能降低其患糖尿病的概率；而对于体重在正常范围内的糖耐量减低者来说，运动锻炼更具有效果。不过，对于因产生胰岛素抵抗致糖尿病的患者来说，单纯的生活方式的改变并不能很好地控制病情发展，还需要结合药物治疗。

怎么吃才能预防糖尿病

糖尿病患者要严格控制每日摄入热量，《中国 2 型糖尿病防治指南》建议不肥胖的糖尿病前期者每天摄入热量为 125（千焦）× 体重（千克），这相当于一个体重 60 千克的糖尿病前期者每天摄入的热量应该以不超过 7524 千焦为宜，而肥胖者需要在此基础上，按照每个月减重 0.5~1 千克的速度减重，直至达到标准体重。

饮食结构要合理、均衡。七大营养素，《中国居民膳食指南》中膳食宝塔上的五层食物都要摄入，保证全面而均衡的营养。在人体所需的能量中，碳水化合物所提供的能量应占总能量比例最大（占总能量 50%~65%），所以对碳水化合物的数量、质量的调整是血糖控制的关键环节，宜定时定量进餐，尽量保持碳水化合物均匀分配。

糖尿病患者巧吃主食

碳水化合物是导致糖尿病患者血糖升高的重要因素，而生活中碳水化合物的主要来源就是主食，所以调整好主食的摄入，对控制好血糖水平非常有利。

《中国糖尿病医学营养治疗指南（2013 年）》建议糖尿病患者保证每天碳水化合物供能比要占 45%~60%，如果选择低血糖生成指数的食物，可将供能比提高至 60%。

适当多吃粗粮。粗粮中含有丰富的膳食纤维，可以延长糖尿病患者胃排空时间，延缓葡萄糖的消化与吸收，改善餐后血糖代谢和长期糖尿病控制。而且谷物膳食纤维还可增强胰岛素敏感性从而改善体内胰岛素抵抗状况。

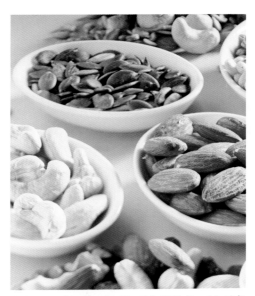

糖尿病患者脂肪摄入的营养建议

脂肪是人体能量的三大来源之一，占每天总能量的 25%~30%，糖尿病患者饮食结构也不能缺少脂肪。研究也证明，脂肪总摄入量对心血管疾病发生的影响并不明确，但过多脂肪的摄入却能导致体重的增加，进而影响糖尿病。那么糖尿病患者该如何摄入脂肪，或者糖尿病前期者怎样摄入脂肪能预防糖尿病呢？

糖尿病患者脂肪摄入的营养建议：应尽量少摄入饱和脂肪，主要是动物性脂肪，特别是畜类的脂肪；单不饱和脂肪酸是较好的膳食脂肪酸来源。富含单不饱和脂肪的油类主要是橄榄油和茶籽油；适当增加富含 Ω-3 脂肪酸的摄入比例，深海鱼类的脂肪中含有较多的 Ω-3 脂肪酸；严格限制反式脂肪的摄入。含有反式脂肪的食物一般为含人造脂肪的甜食，如曲奇饼干、奶茶、咖啡伴侣等，以及油温较高或反复使用的煎炸油。

糖尿病患者的维生素补充原则

维生素作为人体代谢不可缺少的物质，其缺乏及失衡对糖尿病及其并发症的发生起着重要作用。糖尿病患者要保证饮食结构中不能缺少维生素的摄入。

糖尿病前期者或者糖尿病患者应保证每日维生素摄入量，新鲜蔬果是人体维生素 C 的主要来源，而且蔬果中还含有丰富的膳食纤维。因此，糖尿病前期者或糖尿病患者应保证每天摄入新鲜蔬菜 500 克左右，而且需要保证其中有 300 克为深绿色的蔬菜。

对于 2 型糖尿病患者来说，保证充足的维生素 D 可以预防心血管疾病发生。单纯的糖尿病患者可以每天晒晒太阳，保证体内充足的维生素 D 合成。

糖尿病患者应补充 B 族维生素，有助于调节血脂、改善小动脉血管舒张。有研究证明，补充维生素 B_1 有助于 2 型糖尿病患者血糖控制。此外，长期服用二甲双胍容易引起维生素 B_{12} 的缺乏，糖尿病患者可以根据情况适当补充。维生素 B_1 一般存在于谷物表皮中，如糙米、小米、玉米等，维生素 B_{12} 存在于瘦肉中。

糖尿病患者应该尽量从天然来源和均衡饮食中获得维生素以达到每日需要量，而不是首选通过维生素补剂摄入。

⊙ 糖尿病患者不能乱补矿物质

锌与胰岛素的合成、分泌、贮存、降解、生物活性和抗原性有关，缺锌会影响胰岛素分泌，减少胰岛素合成。生活中富含锌的食物有瘦肉、贝壳类、深海鱼、瓜子等，糖尿病患者可适当食用，保证锌的充足摄入。

三价铬参与构成葡萄糖耐量因子，它可以增强胰岛素的作用，有利于改善糖耐量。粗粮以及肉类、动物肝脏中含有较多铬元素，糖尿病患者可根据营养状况适当食用，但不可过多食用。

镁是多种糖代谢酶的辅助因子，如葡萄糖激酶、糖原合成酶等，也要保证充足的摄入。紫菜、豆类、粗粮中含有丰富的镁元素。

糖尿病患者缺乏钙也不利于血糖控制，所以糖尿病患者还应保证充足的钙质摄入。生活中常见的富含钙的食物有牛奶、鸡蛋、肉类等。

在常见的矿物质元素中，并不是所有的矿物质元素都对糖尿病患者有益，比如钠、过量的盐和糖摄入会增加糖尿病并发心血管疾病的概率。同时，在心血管疾病的初级预防研究中发现，补硒可能使 2 型糖尿病患病风险增加，而铁元素的过量摄入会引发或加剧糖尿病及其并发症的发生。

⊙ 糖尿病患者怎么吃水果

水果中含有丰富的糖，容易引起血糖波动，所以很多糖尿病患者日常饮食中都忌吃水果，事实上这种饮食禁忌不完全正确。糖尿病患者要保证均衡、合理的饮食结构，水果中含有丰富的维生素、矿物质和膳食纤维，是糖尿病患者饮食中不可缺少的一部分。

研究证明，摄入低血糖生成指数（GI）水果对于糖尿病患者的空腹血糖、餐后血糖和糖化血红蛋白水平都有益处。

糖尿病患者可以在两餐之间，或者在运动前、后选择食用低 GI 水果，生活中常见低 GI 水果有樱桃、李子、梨、柚子、苹果、柑、橙子、猕猴桃等。每次食用水果量不宜过多，以 150~200 克为宜，且尽量选择多种类、多颜色。

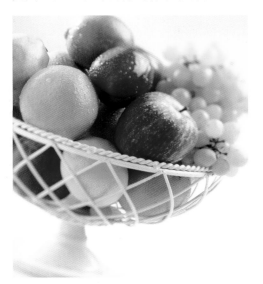

▷ 糖尿病患者如何把控食物的量

糖尿病患者需要控制每天摄入的总能量，以达到或维持合理的体重。但由于大多数人对每种食物的热量并不熟悉，而且一日三餐食物种类繁多，很难精确计算一餐摄入的热量。在这里向大家介绍一种简单地把控食物量的方法，糖尿病患者在进食时可通过此方法大概计算一餐摄入的热量。

一般一个去了壳的煮鸡蛋大约50克左右，所含的能量大概为305千焦；在餐馆就餐时提供的碗装米饭大约是70克生米所蒸，能量约1000千焦；100克肉类（生肉）大约为2个鸡蛋大小，如果是鸡肉，则约700千焦，如果是瘦牛肉，则约443千焦。糖尿病患者每天喝牛奶1.5~2袋、鸡蛋1个、肉100克，再加上经常吃些大豆及豆制品，每天适量的主食，就可以满足每日所需的蛋白质。

青菜类，尤其是绿叶蔬菜类，每100克所含热量在84~125千焦，其中白菜只有71千焦，而且每天500克蔬菜摄入是必须。但要注意烹制蔬菜时应少油、少盐。

此外，食物在烹制过程中加入各种调味料、油脂等，会令热量增加，所以在计算每餐食物热量时别忘记记录调味料、油脂的热量。

▷ 糖尿病患者一定要戒酒

糖尿病患者最好不要饮酒，因为酒精可能会掩盖低血糖症状，促进酮体生成；过量饮酒还会增加肝损伤、痛风、心血管疾病的发生风险。对于正在服用降糖药物的糖尿病患者来说，饮酒会增加其发生低血糖的风险，更不宜饮酒。

如果无法避免需要饮酒，那么糖尿病患者要注意控制饮酒量，每天以不超过摄入25克酒精为限。

饮酒时往往会配口味比较重的菜肴，让人不知不觉中就多摄入了热量，糖尿病患者不得不饮酒时要注意这点，以免影响餐后血糖水平。

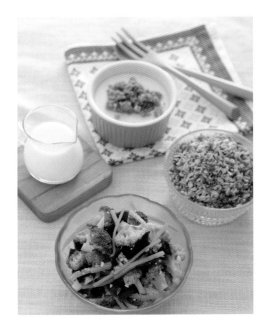

⊘ 做好规律运动，预防糖尿病其实并不难

运动作为预防和治疗糖尿病的"五驾马车"之一，在糖尿病前期及糖尿病治疗过程中起着重要作用。根据《中国糖尿病运动治疗指南》，在糖尿病前期，在饮食控制基础上有规律的运动可以大大降低糖尿病发病率；而对于 2 型糖尿病患者来说，每天晚饭后进行半小时规律性运动，可以有效降低空腹血糖、糖血红蛋白等水平。

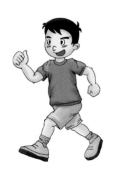

控糖运动的时间、强度选择有窍门

有研究显示，一般 2 型糖尿病患者在餐后 10~20 分钟内开始进行运动，以 3.3 代谢当量（75 米 / 分钟，即 4.5 千米 / 小时）的运动强度运动 40 分钟，可以使 2 型糖尿病患者餐后峰值血糖显著降低。这个运动强度基本上是快走。

3.3 代谢当量的运动强度除了快走外，慢跑、骑自行车、游泳，以及全身肌肉都参与活动的中等强度的有氧体操，如健身操、太极拳、医疗体操等，或者乒乓球、保龄球、羽毛球等球类活动都可达到。只要是中等强度的时间较长的有节奏的有氧运动都可以达到控糖效果，不同的运动方式只要能量消耗相等，运动降低血糖的效果就是一样的。这表明，对于大多数 2 型糖尿病患者来说，每晚餐后 20 分钟进行以上任何运动并且坚持 40 分钟以上，都可以达到同样的控糖效果。

需要注意的是，进行中等及中等以上强度的运动前，最好做 5~10 分钟的准备活动，并在运动后进行 5 分钟的放松活动。对于年龄小、病情轻、体力好的患者，可采用较大强度、短时间运动的方式。

运动频率应保持每周 3 次以上

研究发现，如果运动间歇超过 3 天，已经获得的胰岛素敏感性会降低，运动效果及积累作用就减少。所以 2 型糖尿病患者最好保证每天运动，如果无法坚持，至少要保证每周 3~4 次，每次 30 分钟中等强度的运动，也可以根据运动量的大小来合理安排。如果运动量比较大，可以间隔一两天再运动。

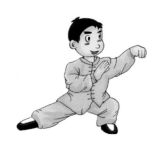

运动并不适合所有的糖尿病患者

运动能改善糖代谢，帮助糖尿病患者有效控制血糖，但由于糖尿病患者特殊的病理生理特点，决定了糖尿病患者在运动时，若采用了不恰当的运动，包括运动方式、运动强度、运动时间不合理等，将会给糖尿病患者带来伤害。

对于糖耐量减低者、无显著高血糖和并发症的 2 型糖尿病患者来说，像正常人一样坚持每周做 3 次以上有氧运动可以有效预防、阻止糖尿病的发展。

有微量白蛋白尿、无眼底出血的单纯性视网膜病、无明显自律神经障碍的糖尿病外周神经病变等轻度并发症的患者，在饮食指导和药物控制血糖后，可进行中低等强度的运动。

对于无酮症酸中毒的 1 型糖尿病患者，在调整好饮食和胰岛素用量的基础上进行运动治疗，能有效控制血糖在良好的水平。

当糖尿病患者有以下症状时绝对不能进行运动，如有糖尿病酮症酸中毒、空腹血糖大于 16.7 毫摩尔／升、有增殖性视网膜病、肾病、严重心脑血管疾病，如不稳定性心绞痛、严重心律失常、一过性脑缺血发作等，以及合并急性感染的患者是绝对不能进行运动的。糖尿病患者家属要格外注意。

此外，糖尿病患者在决定运动前，最好先咨询医生或者专业的运动医生，根据进行的运动评估情况设置运动训练，以避免运动过程中发生不良反应或带来伤害。

糖尿病患者运动时的注意事项

糖尿病患者运动强度、运动量设置都不可过大，以免刺激机体产生应激反应，导致儿茶酚胺等对抗胰岛素作用的激素分泌，进而引起血糖升高。

若运动中患者出现了诸如血糖波动较大，疲劳感明显且难以恢复等不适应的情况，则应立即减小运动强度或停止运动。

不要在注射胰岛素或口服降糖药物发挥最大效应时做运动训练；胰岛素依赖型糖尿病患者不要在空腹时进行运动。

需要提醒的是，由于每位糖尿病患者身体状况不同，如年龄、性别、健康状态等，最好在运动前咨询相关医生指定属于自己的相应运动方式和运动量。

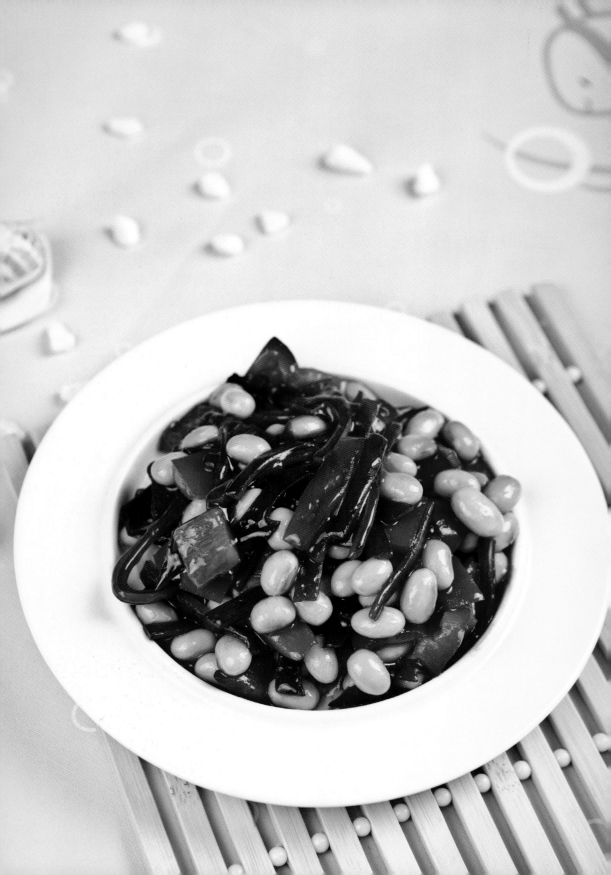

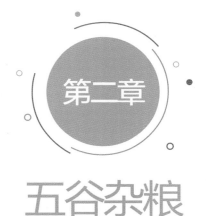

第二章

五谷杂粮

　　血糖生成指数（GI），反映了食物与葡萄糖相比升高血糖的速度和能力。根据中华医学会建议，糖尿病患者每天所需热量须保证有 50%~60% 来自碳水化合物，而食物中五谷杂粮是碳水化合物的主要来源，因此糖尿病患者控制好主食摄入，就能在一定程度上控制好血糖水平。

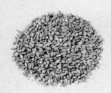

糙米

热量[①]：1454 千焦

GI：87

每天适宜吃 50 克

控糖关键点：膳食纤维、B 族维生素

糙米中含有丰富的膳食纤维和 B 族维生素，其中膳食纤维可以增强胰岛素敏感性，从而改善糖尿病患者体内胰岛素抵抗情况。

控糖吃法

可与大米、豆类等搭配煮成糙米饭食用，对缓解餐后血糖快速升高有明显效果。由于糙米口感较为粗粝，每次不宜食用过多，煮饭时加一小把即可。

对并发症的益处

糙米中含有丰富的 B 族维生素有助于调节血脂、改善小动脉血管舒张。其中所含的维生素 B_1 对 2 型糖尿病患者控制血糖水平有益。

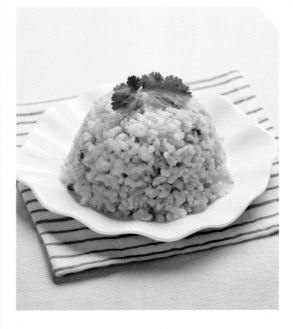

糙米饭

原料：

糙米 20 克，大米 50 克，燕麦 10 克。

做法：

1 糙米、燕麦洗净，浸泡 30 分钟。

2 大米洗净，与糙米、燕麦连同浸泡水一起放入电饭煲中。按下煮饭键。煮熟即可。

注①：为 100 克食物所提供的对应热量。

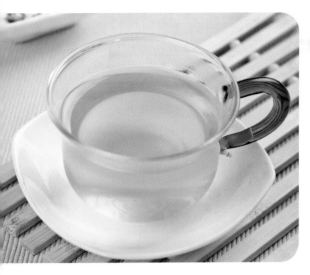

糙米茶

原料：

糙米 50 克。

做法：

1 糙米洗净，晾干。

2 将干糙米放入锅中焙出香味，糙米粒成焦黄色。晾凉，盛出。

3 食用时，取适量放入杯中，冲入沸水，饮用即可。

糙米莲子浆

原料：

糙米 25 克，去芯莲子 10 克。

做法：

1 糙米、莲子洗净，浸泡 30 分钟。

2 将糙米、莲子放入料理机中，加一杯水，启动"豆浆"程序。

3 待豆浆程序完成即可饮用。

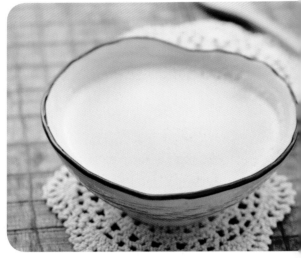

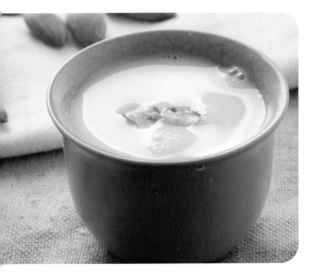

糙米花生杏仁糊

原料：

糙米 50 克，花生、甜杏仁各 10 克。

做法：

1 糙米洗净；花生、甜杏仁去皮洗净。

2 将所有原料加 300 毫升左右清水一起放入料理机中，启动米糊程序。

3 米糊完成后，再次启动料理机搅打10 秒，倒出即可。

玉米

热量：468 千焦

GI：55

每天适宜吃 70 克

控糖关键点：膳食纤维、B 族维生素

玉米中含有丰富的膳食纤维以及 B 族维生素，可增加饱腹感，减少其他主食摄入。

控糖吃法

新鲜玉米可以直接煮食，或者与豌豆、胡萝卜丁等炒熟后当作主食食用，有助于降低餐后血糖水平。

对并发症的益处

鲜嫩的玉米含有丰富的维生素 C、维生素 E 以及 B 族维生素，与体内锌等协同作用，对 2 型糖尿病患者的肾脏功能有一定的改善作用，可辅助预防糖尿病并发肾脏疾病。

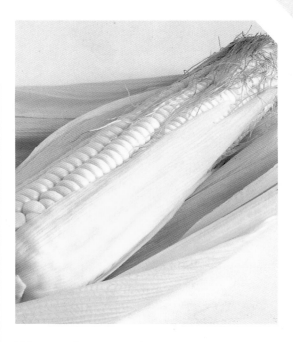

煮玉米

原料：

新鲜玉米 1 根。

做法：

1 新鲜玉米棒剥去最外层的皮。

2 将玉米冷水入锅，煮 25 分钟左右。捞出，稍微晾凉即可食用。

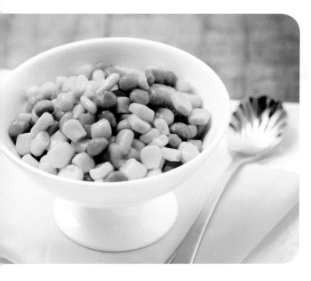

玉米豌豆胡萝卜丁

原料：

嫩玉米粒、豌豆粒各 50 克，胡萝卜半根，松子仁、盐各适量。

做法：

1 嫩玉米粒、豌豆粒洗净；胡萝卜去皮，洗净，切丁。

2 锅中倒油烧热，放所有原料翻炒。

3 翻炒 5 分钟，出锅前加松子仁、盐调味即可。

玉米糁粥

原料：

玉米糁 100 克。

做法：

1 玉米糁洗净，浸泡 30 分钟。

2 将玉米糁连同浸泡的水一起放入锅中，煮 30 分钟即可。

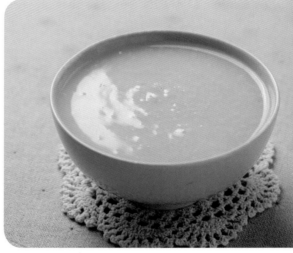

玉米排骨汤

原料：

玉米、胡萝卜各 1 根，猪排骨 200 克，盐适量。

做法：

1 玉米切成段；胡萝卜洗净，切块。

2 猪排骨冷水入锅，焯水，捞出。

3 将猪排骨、玉米、胡萝卜放入锅中，加清水煲汤，煲 1 小时后加盐调味即可。

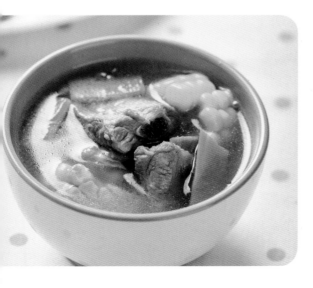

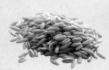

燕麦

热量：1412 千焦

GI：54

每天适宜吃 50 克

控糖关键点：膳食纤维、B 族维生素

燕麦中含有丰富的 B 族维生素，可促进损伤的皮肤和黏膜修复；燕麦中的大量可溶性膳食纤维有通便和控制体重的作用，对于糖尿病合并便秘及肥胖的患者比较适用。

控糖吃法

可以将单纯的燕麦片直接用热牛奶冲泡，加少许葡萄干、苹果干食用，也可将燕麦与大米、糙米、豆类等搭配做成米饭，每餐食用。

对并发症的益处

燕麦中含有丰富的 B 族维生素，可促进损伤的皮肤和黏膜修复，常食有助于缓解因糖尿病引起的皮肤损伤或伤口久伤不愈。

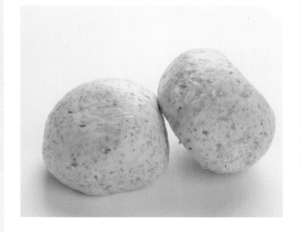

燕麦馒头

原料：

燕麦片、面粉各 100 克，酵母粉适量。

做法：

1 燕麦片与面粉混合；酵母粉用温水化开，倒入燕麦片面粉中，加水，和成面团，放置于温暖处发酵至原来的 1.5~2 倍大。

2 再次揉光面团，并制成大小合适的馒头生坯。

3 把馒头放入蒸锅中，静置 20 分钟，开火蒸馒头。待锅上气后，大火继续蒸 15 分钟。

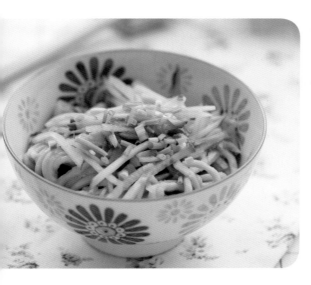

燕麦面条

原料：

燕麦面条 80 克，黄瓜 100 克，香油、
盐、酱油、醋、蒜末、香菜末各适量。

做法：

1 蒜末、香菜末、盐、醋、酱油、香油
混合一起，调制成卤汁。

2 黄瓜洗净，切丝；燕麦面条放入沸
水中煮熟，捞出。

3 将卤汁、黄瓜丝放入面中，拌匀
即可。

燕麦面包

原料：

燕麦片 80 克，高筋面粉 200 克，酵母
粉适量。

做法：

1 将酵母粉用冷水化开，筛入高筋面粉，
放入燕麦片，加适量温水和成面团。

2 将面团放入温暖处发酵 2 小时，揉一
下，并再次发酵至原面团的 2 倍大。

3 放入烤箱中 180℃烤 20 分钟即可。

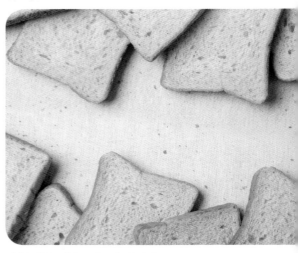

紫薯燕麦奶昔

原料：

紫薯 1 个，纯牛奶 250 毫升，燕麦
片 50 克。

做法：

1 紫薯去皮，切块，冷水入锅蒸 15
分钟，取出。

2 将紫薯、牛奶和燕麦片放入料理机
中，高速搅打即可。

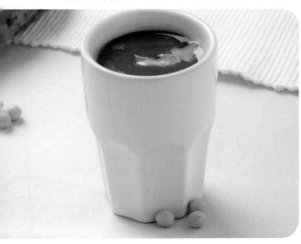

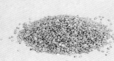

荞麦

热量：1354 千焦

GI：54

每天适宜吃
70~100 克

控糖关键点：铬

荞麦含有铬元素。铬在体内与其他物质结合形成铬复合物，能改善体内葡萄糖耐受因子含量，降低周围组织对胰岛素敏感度以及对胰岛素抵抗的 2 型糖尿病有一定的调节作用。

控糖吃法

煮饭时可以放一把荞麦，做成杂粮饭。此外，荞麦也可以经过碾磨成粉，做成荞麦饸饹、面条，或者包成蔬菜馅饺子。

对并发症的益处

荞麦含有丰富的芦丁和烟酸，可降低血液中脂肪、胆固醇含量，可软化血管、保护视力、预防脑出血、扩张血管，对糖尿病并发心血管疾病有辅助调节作用。

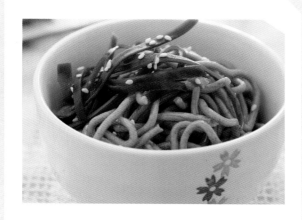

荞麦凉面

原料：

荞麦面条 80 克，海带 50 克，葱、辣椒粉、蚝油、陈醋、盐各适量。

做法：

1 水烧开后，加入荞麦面条，煮 5 分钟，捞出过凉。

2 海带洗净，在热水锅中煮熟，捞出，切丝；葱切成葱花。

3 碗中放辣椒粉、盐，锅中倒油烧热，淋于辣椒粉上；3 汤勺水加蚝油、陈醋、盐一起放入锅中烧开做成淋汁。将荞麦面盛碟，加入海带丝，撒上葱花，淋上汁，加一点辣椒油，拌匀即可。

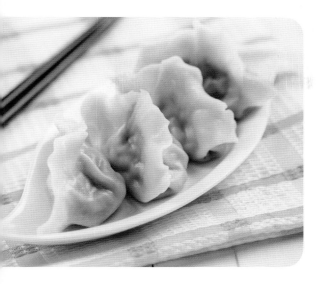

荞麦面饺子

原料：

荞麦面 100 克,面粉 200 克,鸡蛋 1 个,
油菜 200 克,瘦肉馅 50 克,盐适量。

做法：

1 荞麦面加热水和成面团,再加面粉、
鸡蛋清混合成一团面,擀成饺子皮。

2 油菜洗净,焯水,挤干水分,切碎,
加瘦肉馅、盐、调成饺子馅。

3 包成饺子,入沸水中煮至熟即可。

荞麦馒头

原料：

荞麦面、面粉各 150 克,酵母粉适量。

做法：

1 酵母粉用冷水化开,加荞麦面、面粉、
适量清水和成面团,发酵 2 小时以上。

2 取出面团,揉出空气,制成馒头坯,静
置 15 分钟发酵。

3 放入蒸锅中,大火蒸 15 分钟即可。

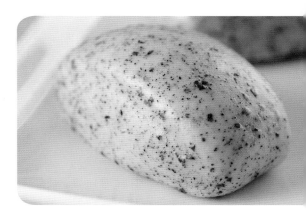

荞麦绿豆粥

原料：

荞麦、绿豆各 50 克。

做法：

1 绿豆洗净,放入清水中浸泡30分钟;
荞麦洗净。

2 绿豆加水放入锅中,大火烧开,转小
火煮至绿豆开花。放入荞麦,大火再次
煮开,改小火煮至荞麦熟绿豆烂即可。

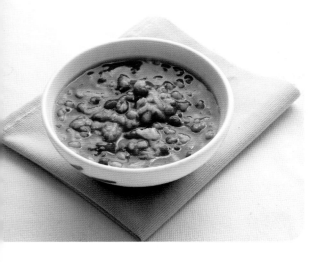

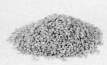

小麦

热量：1438 千焦

GI：41

每天适宜吃
50~100 克

控糖养生堂

进餐宜细嚼慢咽

餐后血糖水平与咀嚼食物次数密切相关。咀嚼次数越多，越会促进富含碳水化合物食物的消化吸收。研究发现，一口饭咀嚼40次与咀嚼15次相比，在餐后15分钟内会出现血糖水平快速升高情况，但随后血糖就会趋于平稳。所以为了更好吸收食物营养，建议糖尿病患者吃饭时要细嚼慢咽。

控糖关键点：膳食纤维、B族维生素

完整的麦仁含有丰富的膳食纤维以及B族维生素。同时小麦粉中含有丰富的蛋白质和碳水化合物，能快速补充能量，而且面粉是饮食中不可缺少的部分。

控糖吃法

麦仁可以当作杂粮，与其他谷物、豆类搭配煮饭、煮粥皆可。

对并发症的益处

小麦及面粉中含有丰富的碳水化合物和蛋白质，并且易消化，能快速缓解饥饿，增强体力。糖尿病患者因活动量过大，或者无法规律饮食导致低血糖时，吃面点，如馒头、饼干等，能快速平稳血糖水平。

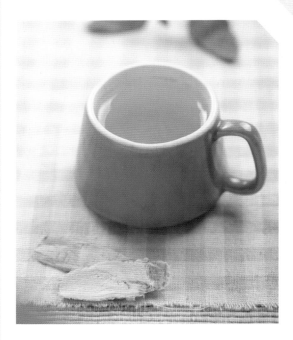

小麦黄芪茶

原料：

小麦15克，黄芪5克。

做法：

1 小麦洗净，晾干，小火炒至焦黄。

2 将黄芪与炒好的小麦放入杯中，冲入沸水，闷泡3~5分钟，饮用。

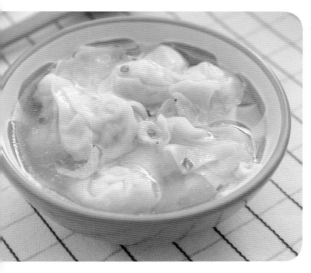

鲅鱼馄饨

原料:

鲅鱼肉馅 150 克,馄饨皮 20 个,鸡蛋 1 个,葱、蒜、盐、酱油、虾皮各适量。

做法:

1 葱、蒜洗净,切末,放入鲅鱼肉馅中调成馅,打入鸡蛋,调入盐、酱油搅匀。

2 馄饨皮中包入鲅鱼肉馅。

3 锅中加水煮开,放入馄饨,撒入少许盐、虾皮。再次煮开后,改小火煮至馄饨浮起,再煮 2 分钟即可。

三豆面

原料:

芸豆粉、面粉、绿豆粉、豇豆粉各 50 克,番茄、鸡蛋各 1 个,黄瓜丝、盐各适量。

做法:

1 番茄洗净,切块;鸡蛋打散;锅中倒油烧热,滑入鸡蛋液和番茄块、盐一起翻炒。

2 所有面粉混合一起,加适量水揉成面团,擀成薄片,切成细面条。

3 面条放入沸水中煮熟,捞出,浇上番茄鸡蛋卤,撒上黄瓜丝即可。

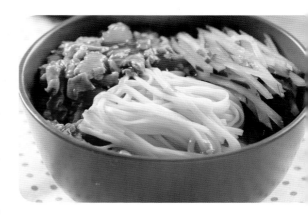

麦仁饭

原料:

小麦仁、荞麦、燕麦、大米各 25 克。

做法:

1 所有原料淘洗干净,加适量清水放入电饭煲中。

2 启动煮饭程序即可。

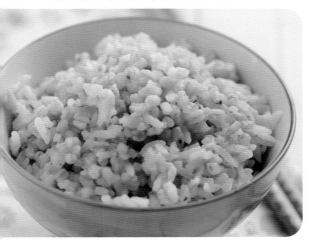

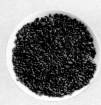

紫米

热量：1446 千焦
GI：42.3
每天适宜吃 50 克

控糖关键点：花青素、B 族维生素、膳食纤维

花青素能在一定程度上预防糖尿病的发生，而紫米中含有丰富的花青素、B 族维生素以及大量的膳食纤维，对糖尿病患者非常有好处。

控糖吃法

紫米口感粗粝，不适合单独煮饭食用，适宜与大米等搭配食用。此外，花青素极易溶于水，所以洗紫米时，应该尽量快速淘洗。

对并发症的益处

紫米中含有丰富的花青素和 B 族维生素，这两种物质具有很强的抗氧化性，可以保护血管，对糖尿病并发心血管疾病患者有一定的预防作用。

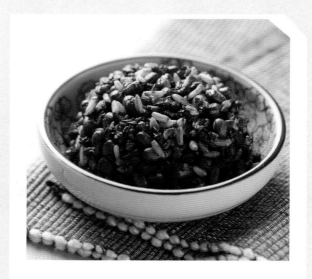

杂粮饭

原料：

紫米、薏米、荞麦、糙米、燕麦、大米各 20 克，红小豆 30 克。

做法：

1 将紫米、薏米、荞麦、糙米、燕麦、红小豆洗净浸泡；大米淘洗干净。

2 将大米及其他食材一起放入电饭锅中，倒入适量泡米的水，启动"煮饭"程序。电饭锅显示煮好米饭即可。

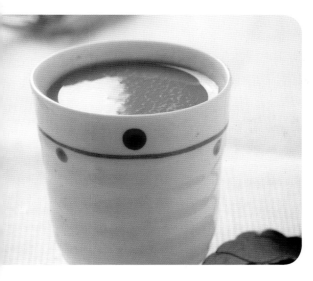

紫米豆浆

原料:

紫米 20 克,黄豆 30 克。

做法:

1 紫米、黄豆分别洗净,浸泡 8 小时。

2 将紫米、黄豆连同水放入豆浆机中,启动"豆浆"程序。

3 程序结束后,倒出豆浆即可。

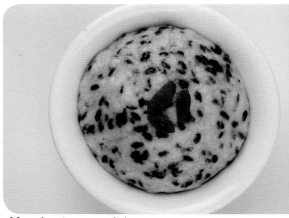

紫米红豆粽

原料:

紫米 100 克,糯米 200 克,红豆 100克,新鲜粽叶 10 片。

做法:

1 紫米、糯米分别洗净后,浸泡 2小时,捞出;红豆煮至 7 分熟,捞出。新鲜粽叶洗净,煮软。

2 取 2 片粽叶绕成三角形,放一勺米,放入红豆,再次放米,包成粽子。

3 放入高压锅大火煮开,上汽后转小火煮 30 分钟,自然放气后取出即可。

紫米发糕

原料:

紫米 100 克,面粉 200 克,牛奶 200毫升,发酵粉、白糖各适量。

做法:

1 紫米洗净、晾干后放入料理机中打成粉,与面粉混合,加入白糖、发酵粉,倒入牛奶和成面团,放置温暖处醒 15 分钟。

2 蒸锅中加足量水,大火烧至冒气,放入面团,大火蒸 30 分钟左右即可。

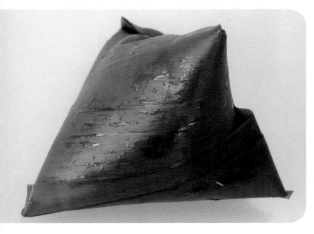

大米

热量：1446 千焦
GI：70
每天适宜吃 100 克

降糖关键点：蛋白质、碳水化合物

相较于全谷物、杂豆以及蔬菜、水果等食物，大米所含的蛋白质、碳水化合物等营养成分较为丰富，且易被身体吸收，是糖尿病患者热量的重要来源。

降糖吃法

与全谷物、杂豆类、薯类搭配食用，如果单纯以精制米面为碳水化合物来源，一定要严格控制每餐主食摄入量。

对并发症的益处

大米含有丰富的维生素 B_1、维生素 B_2、烟酸和磷、铁等，有益气、养阴、润燥的功能，适量选用可以为糖尿病患者提供能量。

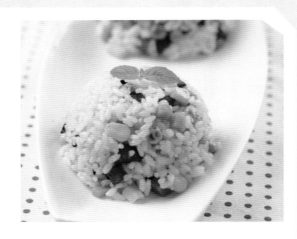

杂蔬香肠饭

原料：

大米 80 克，胡萝卜半根，玉米粒、豌豆各 50 克，香肠 30 克，葱末、姜末、蒜末、盐各适量。

做法：

1 香肠和胡萝卜分别洗净，切丁；大米、玉米粒、豌豆分别洗净。

2 炒锅倒油烧热，放入姜末、蒜末、葱末炒香，加入所有蔬菜微炒。

3 将大米倒入电饭锅里，加适量水，倒入微炒的蔬菜，搅匀。按下煮饭键。米饭熟后，继续焖 10 分钟即可。

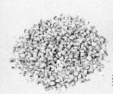

薏米

热量：1492 千焦

GI：29

每天适宜吃 50~70 克

定时定量进餐

糖尿病患者应严格遵守定时定量进餐的原则，每天应保证 3 次正餐，可以按全天食物早、中、晚平均分配，也可以按照配 1/5，2/5，2/5 的比例分配。对于容易出现餐后高血糖或餐前低血糖的患者，应在全天总量不变的情况下进行 2~3 次加餐。

控糖关键点：维生素 E、B 族维生素、粗蛋白

薏米含有丰富的维生素 E 及 B 族维生素，能补充体内维生素，其中维生素 E 与维生素 C、镁、铬等协调，有利于 2 型糖尿病患者控制血压、血糖。

控糖吃法

可将薏米与其他谷物搭配煮饭、煮粥，或者与鸭肉搭配煮汤，也可焙干后，当作茶饮饮用。薏米有一种特别的味道，糖尿病患者可以将薏米煮水代茶饮用，有祛湿效果。

对并发症的益处

薏米炮制后有健脾利湿的作用，对因糖尿病引起的水肿、脚气、小便不利等症状有一定的缓解作用。

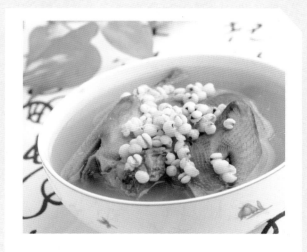

薏米老鸭汤

原料：

薏米 50 克，老鸭半只，盐适量。

做法：

1 老鸭斩块，焯去血水。

2 薏米洗净，浸泡 2 小时。

3 锅中放入老鸭、薏米，大火煮开，转小火煮熟烂，出锅前加盐调味即可。

小米

热量： 1496 千焦

GI： 61.5

每天适宜吃 70 克

控糖关键点：B 族维生素

小米中含有丰富的维生素 B_1 和维生素 B_2，而且易被人体吸收，其中维生素 B_1 可调节血脂、改善动脉血管舒张。

控糖吃法

小米可与大米搭配煮制二米饭，或者与大米、豆类等搭配煮粥食用。需要注意的是，小米中的 B 族维生素大多存在于表皮中，所以加工最好不要过于精细。

对并发症的益处

小米中含有较多的胡萝卜素，可以帮助人体补充维生素 A，也具有一定的抗氧化作用，有助于缓解糖尿病并发症；小米中还含有较多的膳食纤维，也有一定的通便作用。

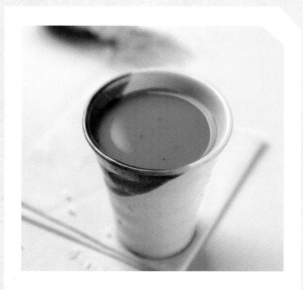

豌豆小米豆浆

原料：

黄豆 50 克，小米、豌豆各 25 克。

做法：

1 黄豆用水浸泡 12 小时，捞出洗净；小米用水浸泡 2 小时；豌豆洗净。

2 将黄豆、小米、豌豆放入豆浆机中，加水，启动"豆浆"程序即可。

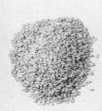

大麦

热量：1367 千焦
GI：25
每天适宜吃 20~50 克

控糖关键点：膳食纤维

大麦中含有丰富的膳食纤维，可以增强胰岛素敏感性，从而改善体内胰岛素抵抗。

控糖吃法

大麦可以单独烹制食用，也可以煮熟后与新鲜蔬菜搭配，制作沙拉。因为大麦略带韧性，加入沙拉中别有一番风味。

对并发症的益处

大麦是可溶性膳食纤维的良好来源，有助于控制血液中胆固醇含量及低密度脂蛋白的含量，可降脂，对糖尿病并发高脂血症的患者有一定的缓解作用。大麦中含有丰富的B族维生素，不仅能抗氧化，还能促进体内脂肪的代谢。

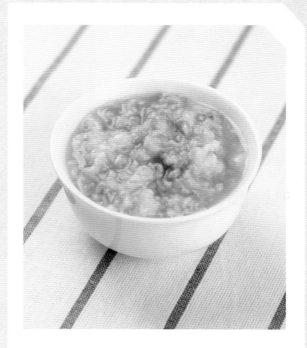

大麦粥

原料：

大麦、小米、大米各 20 克。

做法：

1 大麦、小米、大米分别洗净放入锅中。

2 锅中加适量水，大火煮沸后，转中火煮成粥即可。

糖尿病患者要少吃的主食

白面条、疙瘩汤

精白面中含有较多的碳水化合物，较少的膳食纤维。用精白面制作的主食本身就容易使血糖含量升高。如果再煮得较烂或有一些面糊的话，对血糖的控制更加不利。

纯黄米饭

在人们印象中，黄米是粗粮，所以糖尿病患者经常性会食用黄米，但实际上，纯黄米饭的血糖生成指数非常高，不适合单独烹制食用。

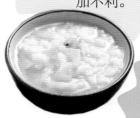

纯大米饭

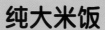

大米中支链淀粉含量达 75% 以上，是血糖生成指数比较高的食物，而且随着煮制时间的增加，其血糖生成指数也增高。

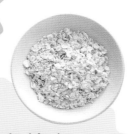

玉米片

玉米虽然是含有丰富谷物膳食纤维的食物，但玉米片却不是。玉米片经过加工，其中的淀粉含量大大增加，血糖生成指数也随着升高。

速食燕麦粥及燕麦片

同玉米片一样，为了保证好的口感，在制作速食燕麦粥及燕麦片时，往往也加入多于燕麦本身的淀粉以及糖。

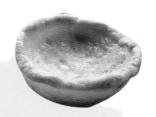

部分面包及蛋挞等

在由各种精致制作面粉制作的面包或蛋挞中，不仅含有大量的能产生葡萄糖的淀粉，还含有大量的黄油等。

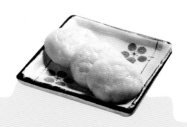

纯糯米制品

糖尿病患者要少吃纯糯米食物，如糯米饭、年糕、麻团等。因为糯米中的淀粉约 97% 为支链淀粉，其消化速度比大米中所含的支链淀粉消化更快。

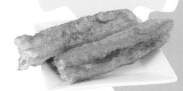

精制面粉制作的面点

纯白面面条、白面馒头以及家庭中常吃的油饼、油条、麻花等都是高血糖生成指数食物，会在餐后快速升高血糖水平，不应多吃。

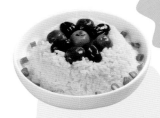

米饭和这些搭配

米饭和葡萄干、红枣干、杏干以及腌渍的各种果脯搭配，血糖生成指数会增加。

各类炒饭

一般制作炒饭时会放比较多的烹调油，导致炒饭能量过高，对糖尿病患者控制血糖和体重不利。

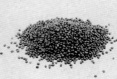

绿豆

热量：1320 千焦
GI：27.2
每天适宜吃 25 克

控糖关键点：钾、磷、B 族维生素

绿豆中钾、磷以及 B 族维生素、蛋白质含量较高，有助于碳水化合物正常代谢，可以帮助糖尿病患者缓解餐后血糖水平骤然升高情况。

控糖吃法

可以与其他豆类及大米搭配制成杂豆饭或杂粮饭或者杂粮粥。

对并发症的益处

绿豆中的多糖成分，能促进体内胆固醇的分解，降低小肠对胆固醇的吸收，有助于预防心血管疾病。

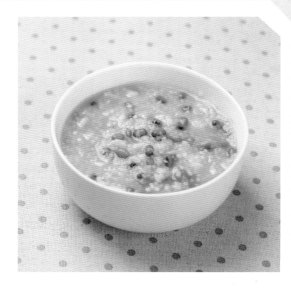

蒸绿豆饭

原料：

绿豆、小米各 25 克，大米 50 克。

做法：

1 绿豆洗净，浸泡 20 分钟；小米、大米淘洗干净。

2 将绿豆、小米、大米一起放入锅中。

3 锅中加入适量水，蒸成饭即可。

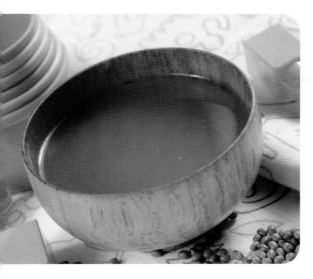

绿豆汤

原料：

绿豆 50 克。

做法：

1 绿豆洗净，与足量清水一同放入锅中。

2 大火煮开后，改小火继续熬煮 15 分钟，至豆皮裂开，停火，取汤饮用。

3 在煮绿豆汤过程中，忌总是打开锅盖翻搅，以及中途加水，这样做很容易使绿豆汤变红。

三豆饮

原料：

红小豆、绿豆、黑豆各 30 克。

做法：

1 三种豆类洗净，分别放于冷水中浸泡 6 小时。

2 泡好的豆加适量清水，一起放入中，豆浆机中，启动"豆浆"程序制成豆浆即可。

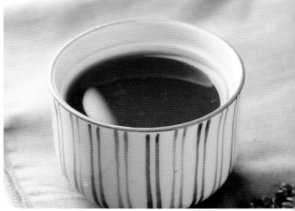

绿豆茯苓鸭汤

原料：

鸭肉 200 克，土茯苓 5 克，绿豆 20 克，盐适量。

做法：

1 鸭肉洗净，切块；绿豆洗净。

2 将鸭肉、绿豆、土茯苓一起放入砂锅内，加适量清水，大火煮开后，改小火煲 4 个小时。待鸭肉熟烂时，调入盐即可。饮汤吃肉，随时食用。

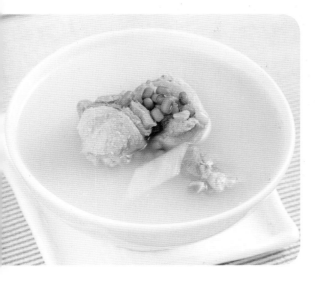

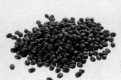

红小豆

热量：1354 千焦

GI：23.4

每天适宜吃 50~70 克

控糖关键点：B 族维生素、膳食纤维

红小豆中丰富的 B 族维生素，可维持细胞活力，有助于控制体重，而且它还含有的丰富的膳食纤维，可有效促进体内胆固醇排出。

控糖吃法

包括红小豆在内的低血糖生成指数杂豆类，都可以单独煮熟作为主食用或与其他全谷物搭配精米面随餐摄入。

对并发症的益处

红小豆有很好的通便利尿效果，对糖尿病发生水肿的患者有一定的消肿作用。此外，红小豆中含亚油酸、豆固醇成分，可有效降低血清胆固醇，可在一定程度上预防及辅助调整糖尿病患者的高血脂状况。

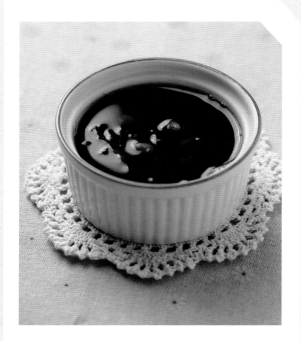

红小豆玉米须汤

原料：

玉米须 20 克，红小豆 50 克。

做法：

1 将玉米须洗净，加足量冷水入锅煮水，取汁。

2 红小豆洗净，浸泡 2 小时，放入玉米须水中，熬煮成汤即可。

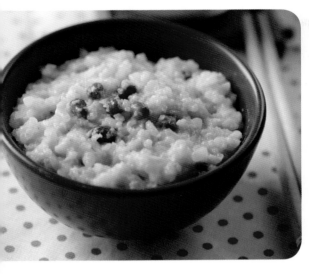

红小豆小米饭

原料：

小米、红小豆各 50 克，大米 30 克。

做法：

1 红小豆洗净，加足量清水，大火煮开，改小火煮至开花，捞出。

2 大米、小米分别洗净，放入电饭锅中，加煮好的红小豆及适量水。

3 启动"煮饭"程序即可。

红小豆鲤鱼汤

原料：

鲤鱼 1 条，红小豆 50 克，姜丝、料酒、盐各适量。

做法：

1 鲤鱼收拾干净；红小豆洗净，冷水入锅大火煮开后，转小火煮至豆皮开裂。

2 放入鲤鱼，调入料酒、姜丝，小火煮至鱼肉熟豆烂，倒入少许盐调味即可。

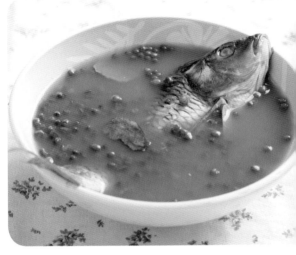

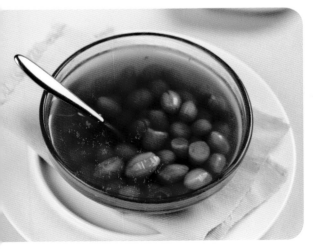

花生红小豆汤

原料：

红小豆、红衣花生各 50 克。

做法：

1 红小豆、花生分别洗净。

2 将红小豆、花生加水，大火烧开后，改小火熬煮 30 分钟即可。

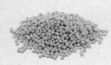

黄豆

热量：1630 千焦

GI：18

每天适宜吃 25~50 克

控糖养生堂

睡前加餐宜选用高蛋白食物

对于采用胰岛素治疗或者易出现低血糖的糖尿病患者，睡前可加一餐。不过，睡前加餐最好选择富含蛋白质的食物，如低脂牛奶。这样既可避免餐后血糖过高，又可避免在药物作用强时或夜间出现低血糖。

控糖关键点：大豆异黄酮

黄豆中含有的大豆异黄酮物质能够改善 2 型糖尿病女性患者绝经后的胰岛素抵抗和血浆脂蛋白水平，有助于控制血糖。

控糖吃法

黄豆可以煮制食用，也可以制成各种豆制品，如豆浆、豆腐皮、腐竹、豆腐、豆干、豆芽等食用。

对并发症的益处

黄豆中的大豆异黄酮能有效降低血脂，辅助控制血糖水平，对糖尿病并发高脂血症以及冠心病等心血管疾病有一定的预防效果。

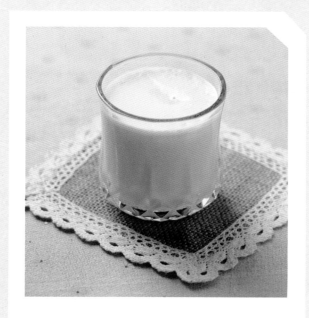

黄豆花生浆

原料：

干黄豆 30 克，花生 20 克。

做法：

1 将干黄豆、花生洗净，用清水浸泡 4 个小时。

2 将黄豆、花生放入料理机中，加适量清水。

3 选择"豆浆"程序即可。

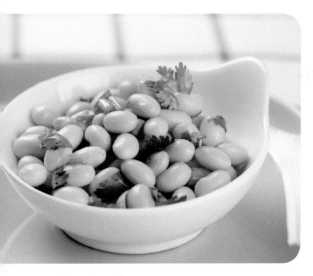

香菜拌黄豆

原料:

黄豆、香菜各50克,花椒、姜片、香油、盐各适量。

做法:

1 黄豆泡6小时以上,将泡好的黄豆和花椒、姜片、盐放入锅中,加适量水,中火煮熟,捞出,晾凉。

2 香菜切末,拌入黄豆中,加香油调味即可。

炒合菜

原料:

黄豆芽、豆皮、鸡肉各50克,鸡蛋1个,葱、姜、酱油、盐各适量。

做法:

1 黄豆芽洗净;葱切段;姜切片;豆皮、鸡肉切丝;鸡蛋炒熟,备用。

2 油锅烧热,放入葱段、姜片炝锅,放入鸡肉丝,炒至七成熟,放入豆皮、黄豆芽,翻炒至将熟,放入炒熟的鸡蛋,加酱油、盐调味即可。

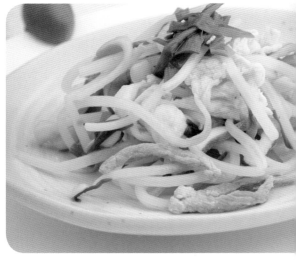

海带焖黄豆

原料:

鲜海带100克,黄豆50克,葱花、姜片、盐、生抽、彩椒丁各适量。

做法:

1 海带洗净切片;黄豆用水泡8小时。

2 锅内热油爆香葱花和姜片,放入黄豆、海带片和彩椒丁,淋点生抽,加水,焖至汤汁快干,出锅加盐调味。

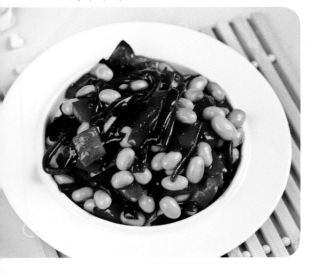

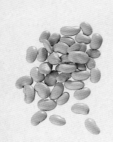

芸豆

热量：130 千焦

GI：28

每天适宜吃 100 克

控糖关键点：钙、磷、B 族维生素

芸豆中钙、磷、钾、膳食纤维、B 族维生素等含量都很高，其中钙可以与体内的维生素 C、维生素 E 以及锌、铬等物质结合，改善胰岛素敏感性低等情况。

控糖吃法

芸豆可以直接煮熟代替主食食用，也可与其他全谷物类、大米、面搭配制作成杂粮饭、杂粮面点食用。

对并发症的益处

芸豆是含淀粉较多的豆类，用来代替部分主食，有助于糖尿病患者控制血糖；芸豆中还含有较多的 B 族维生素，芸豆皮富含不溶性膳食纤维，对于糖尿病合并高脂血症、便秘均有较好的预防作用。

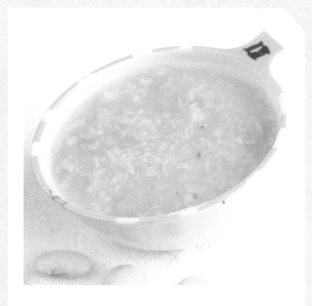

芸豆粥

原料：

芸豆 50 克，大米 30 克。

做法：

1 芸豆、大米分别洗净；芸豆加清水浸泡 2 小时。

2 芸豆加适量水，放入锅中，大火烧开后，改小火煮 20 分钟。

3 加入大米，继续熬煮至米熟豆烂即可。

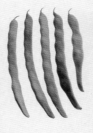

扁豆

热量：171 千焦
GI：26
每天适宜吃
70~100 克

控糖养生堂

掌握一点食物交换份知识

食物交换份是将食物按照来源、性质分类，同类食物在一定重量内所含的蛋白质、脂肪、碳水化合物和能量相近，不同类食物间所提供的能量也是相同的交换方法。一般谷薯类，如大米、小米、绿豆、山药等，25 克可以作为一份，提供 376 千焦热量，以这种热量和重量比来计算每天摄入热量需要进食多少食物。

控糖关键点：膳食纤维、锌

扁豆中含有大量的膳食纤维，可增加饱腹感，又不会导致餐后血糖骤升；而它所含有的丰富的锌也可以改善胰岛素敏感性，改善胰岛素抵抗情况。

控糖吃法

扁豆可以炒食、炖食，也可以与杂粮面等搭配制作成焖面当主食食用。

对并发症的益处

扁豆中丰富的膳食纤维，有助于促进胃肠蠕动，减少主食的摄入量，对糖尿病患者控制体重有一定的辅助效果。扁豆中含有丰富的 B 族维生素有助于促进糖尿病患者伤口愈合。

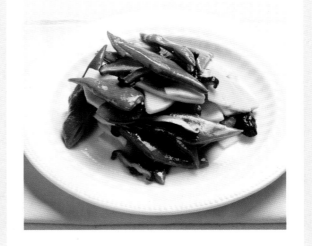

香菇烩扁豆

原料：

扁豆 150 克，香菇、竹笋各 50 克，盐适量。

做法：

1 扁豆择洗干净，切段；竹笋剥去外衣，洗净，切片；香菇去蒂，洗净，切片。

2 锅中倒油烧热，放入香菇片、笋片、扁豆段快速翻炒，调入盐。

3 加一点水，将扁豆煮熟透即可。

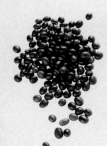

黑豆

热量：1676 千焦
GI：20
每天适宜吃 25~50 克

控糖养生堂

体重为 60 千克的糖尿病患者食物交换份示范

体重为 60 千克的糖尿病患者每天需要热量为 7500 千焦，需要 13.6 个食物交换份，每天食物量约为：谷薯类（25 克 / 交换份）需要 250 克；蔬菜（500 克 / 交换份）为 500 克；水果（200 克 / 交换份）为 200 克；大豆（包括黄豆、黑豆，25 克 / 交换份）为 15 克；牛奶（160 克 / 交换份）为 160 克等。

控糖关键点：豆固醇、大豆异黄酮

黑豆同黄豆一样，含有丰富的大豆异黄酮和豆固醇，有助于改善绝经后的 2 型糖尿病女性患者胰岛素抵抗情况，进而保持血糖水平稳定。

控糖吃法

在饮食结构中，黄豆、黑豆都应被当作植物蛋白的主要来源，生活中主要通过摄入豆制品的方式来吃黑豆。

对并发症的益处

可补充植物蛋白，平衡体内植物蛋白和动物蛋白比例，降低血脂水平，对高血脂或者糖尿病并发高脂血症有一定的预防作用。

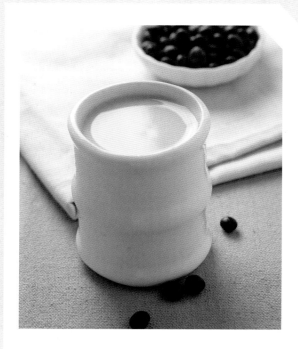

黑豆豆浆

原料：

黑豆 50 克。

做法：

1 黑豆洗净，浸泡 4 小时。

2 将黑豆加适量清水放入料理机中，启动"豆浆"程序即可。

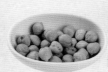

鹰嘴豆

热量：1421 千焦
GI：33
每天适宜吃 25 克

控糖关键点：蛋白质、膳食纤维

鹰嘴豆含有丰富的蛋白质、脂肪、膳食纤维等营养物质，作为蛋白质中植物蛋白的主要来源，糖尿病患者常食，有助于控制血脂和血糖。

控糖吃法

鹰嘴豆可以直接煮食，也可以磨成粉，与面粉制作成面点，或者与奶粉混合制成豆乳粉，非常适合老年糖尿病患者消化、吸收。

对并发症的益处

鹰嘴豆中的营养成分高于精米精面，对血糖的控制也好于精米精面。用来代替相应的主食，对糖尿病血糖患者的控制及并发症的预防都是有益的。

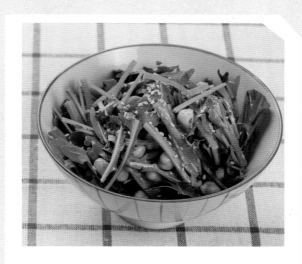

鹰嘴豆沙拉

原料：

干鹰嘴豆 30 克，胡萝卜半根，芝麻菜、橄榄油、白醋、白糖、盐、白芝麻各适量。

做法：

1 干鹰嘴豆洗净，用水浸泡 8 小时后，加水煮熟。

2 胡萝卜、芝麻菜分别洗净，沥干；胡萝卜切丝，芝麻菜用手撕成小片。

3 取一小碗，放入橄榄油、白醋、白糖、盐和白芝麻，搅拌均匀。将芝麻菜片、胡萝卜丝和鹰嘴豆装盘，淋上酱汁即可。

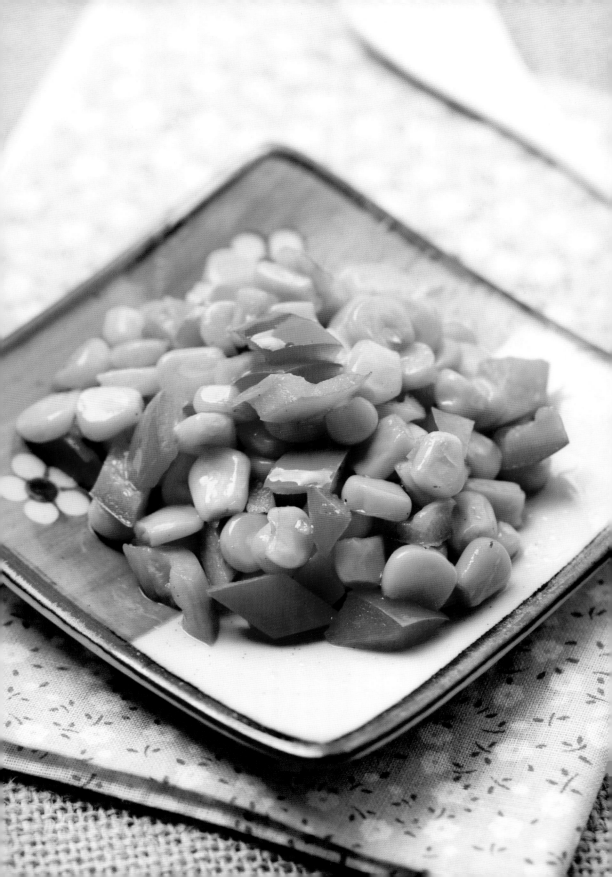

第三章

蔬菜及菌菇类

　　蔬菜是人体维生素、矿物质、膳食纤维等营养的重要来源，是饮食结构中不可或缺的一部分。所以《中国居民膳食指南》建议，每人每天需要保证 500 克蔬菜摄入，糖尿病患者也要保持这个摄入量，而且应选择低 GI 的蔬菜。

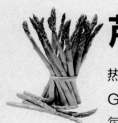

芦笋

热量：384 千焦
GI：<15
每天适宜吃 100 克

控糖关键点：膳食纤维、钾、胡萝卜素

芦笋中膳食纤维含量丰富，热量少，且含有丰富的钾、胡萝卜素等营养物质。更为重要的是，芦笋的升糖指数不足 15，可以与很多高蛋白食物搭配。

控糖吃法

芦笋可以直接煎熟食用，而且早餐食用效果更佳。也可与百合、虾仁、腰果等坚果搭配炒食，可以增加饱腹感，延缓餐后血糖升高。

对并发症的益处

芦笋中含有丰富的胡萝卜素，常食对眼睛有好处。芦笋中还含有丰富的钾元素，常食对心脏也有益。

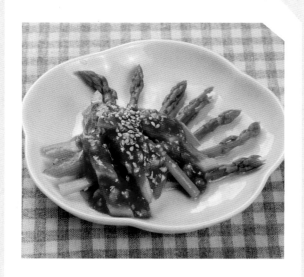

响油芦笋

原料：

芦笋 150 克，彩椒 15 克，盐、蒜末、蚝油、酱油各适量。

做法：

1 芦笋去掉老皮，放入加了适量油与盐的沸水中焯熟，捞出，沥干水。

2 彩椒切丁，与盐、蒜末、蚝油、酱油调成味汁。

3 将调味汁倒在芦笋上拌匀即可。

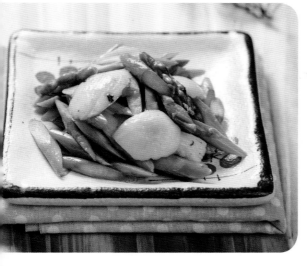

百合炒芦笋

原料:

芦笋 100 克, 百合 10 克, 盐适量。

做法:

1 百合泡发; 芦笋去掉老皮, 洗净, 切段, 与百合一起放入沸水中焯至变色, 捞出。

2 锅中放油烧热, 放入百合、芦笋翻炒至芦笋颜色变为深绿。出锅前调入盐即可。

芦笋炒虾仁

原料:

芦笋 100 克, 虾仁 80 克, 料酒、盐各适量。

做法:

1 芦笋洗净, 放入沸水中焯至变色, 捞出, 过凉水, 沥干水分, 切段; 虾仁洗净, 用料酒、盐腌制 20 分钟。

2 锅中放油烧热, 放入虾仁炒至变色, 放芦笋段翻炒片刻, 调入盐即可。

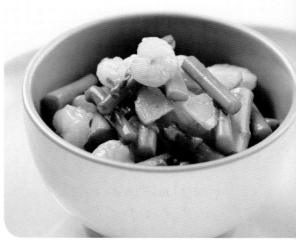

芦笋炒鸡蛋

原料:

芦笋 150 克, 鸡蛋 2 个, 盐适量。

做法:

1 芦笋洗净, 放入沸水中焯至颜色深绿, 捞出, 切段; 鸡蛋打散成蛋液。

2 锅中放油, 油烧热后, 把蛋液倒入, 快速炒散。将芦笋段倒入, 一同翻炒, 出锅前加盐调味即可。

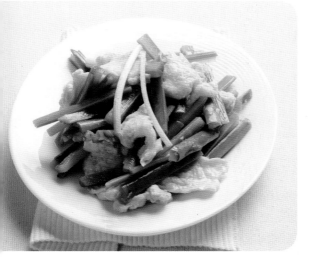

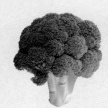

西蓝花

热量：163 千焦

GI：<15

每天适宜吃
70~100 克

控糖养生堂

烹调方法要得当

糖尿病患者饮食要注意控盐、控油，因此在烹调方式上要稍微注意一些。尽量选择清蒸、凉拌等营养物质流失较少的烹调方式。绿叶菜可以用少量油清炒，适量运用炖、煮的烹调方式，少用煎、炸、炒等高温烹调方式，以免摄入过多的油、盐，并令蔬菜营养成分流失。

控糖关键点：维生素 C、膳食纤维、锌

西蓝花中含有丰富的维生素 C、锌和膳食纤维，对改善肾小球功能、降低血压、控制血糖有一定效果。

控糖吃法

维生素 C 易溶于水，所以西蓝花适合用焯水凉拌或者大火快炒的方式食用，不适合久煮，以免营养成分流失过多。

对并发症的益处

西蓝花中含有一定量的类黄酮物质，其对高血压、心脏病有调节和预防的功效。同时，西蓝花还含有丰富的抗坏血酸，能增强肝脏的解毒能力。

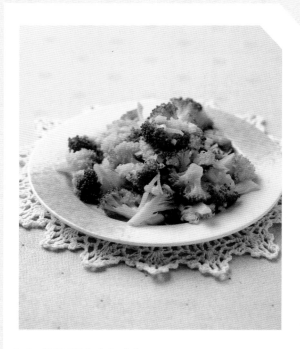

凉拌西蓝花

原料：

西蓝花 100 克，盐、蒜末各适量。

做法：

1 西蓝花掰成小朵，洗净。

2 锅中放水，加少许油和适量盐烧沸，放入西蓝花焯 2 分钟。捞出，晾凉，加蒜末拌匀即可。

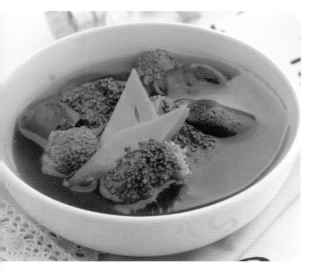

蘑菇西蓝花汤

原料:

西蓝花 100 克, 蘑菇、胡萝卜各 50 克, 高汤、盐各适量。

做法:

1 西蓝花用刀切成小朵, 洗净; 蘑菇洗净; 胡萝卜洗净切小块。

2 油锅烧热, 清炒西蓝花, 然后加入高汤, 放入蘑菇、胡萝卜炖煮至熟, 加盐调味即可。

小炒西蓝花

原料:

西蓝花 150 克, 干木耳 5 克, 胡萝卜半根, 盐、酱油、蒜末各适量。

做法:

1 西蓝花洗净切成小朵, 入沸水中焯一下; 胡萝卜洗净切片; 木耳泡发后撕成小朵。

2 锅中倒油烧热, 放蒜末爆香, 下胡萝卜片翻炒至软, 放西蓝花、木耳, 翻炒均匀。

3 调入盐、酱油, 放少许水, 盖上锅盖, 改小火, 焖 5 分钟即可。

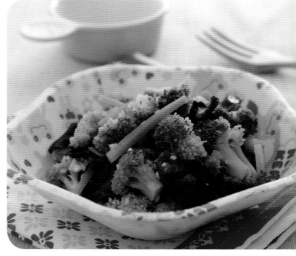

什锦西蓝花

原料:

西蓝花、菜花各 50 克, 胡萝卜 20 克, 白糖、醋、香油、盐各适量。

做法:

1 西蓝花、菜花洗净, 掰成小朵; 胡萝卜洗净, 去皮, 切片。

2 将全部蔬菜放入开水中焯熟, 晾凉。盛盘, 加白糖、醋、香油、盐, 搅拌均匀即可。

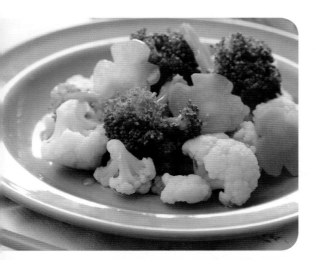

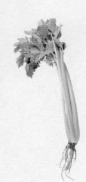

芹菜

热量：71千焦

GI：<15

每天适宜吃50~70克

控糖关键点：膳食纤维、维生素C

芹菜对于血糖影响较小的主要原因是含有较多的膳食纤维以及很低的能量。此外，芹菜也含有较多的维生素C，这些对于血糖的控制有好处。

控糖吃法

芹菜可凉拌、快炒或者做成馅料制作面食。但因为芹菜特有的味道以及较硬的口感，所以煮汤或做成炖菜不太合适。

对并发症的益处

芹菜含有一定量的降压成分，对糖尿病患者并发高血压有一定的辅助治疗效果。

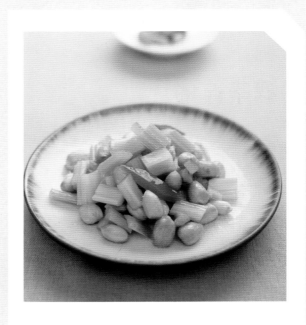

芹菜拌花生

原料：

芹菜100克，花生仁15克，香油、盐各适量。

做法：

1 花生仁洗净，去皮，加适量水煮熟。

2 芹菜洗净，切成小段，放入开水中焯熟。

3 将花生仁、芹菜段放入碗中，加香油、盐搅拌均匀即可。

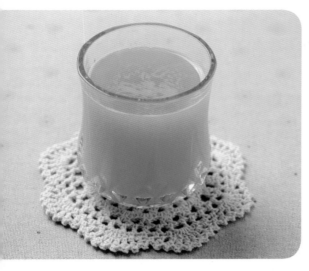

黄瓜芹菜汁

原料：

黄瓜、芹菜各 100 克。

做法：

1 黄瓜去蒂，洗净，切块。

2 芹菜洗净，切成小段，保留芹菜叶。

3 将黄瓜块和芹菜段放入榨汁机中，加适量水榨汁即可。

凉拌素什锦

原料：

竹笋、芹菜、粉丝、水发海带、胡萝卜、豆腐干、莴苣、洋葱各 30 克，香油、白醋、盐各适量。

做法：

1 海带、竹笋切丝；将海带丝、竹笋丝、粉丝用热水焯一下。

2 豆腐干、胡萝卜、芹菜、洋葱洗净；莴苣洗净，去皮；全部切丝，放入盘中。

3 放入所有调味料，搅拌均匀即可。

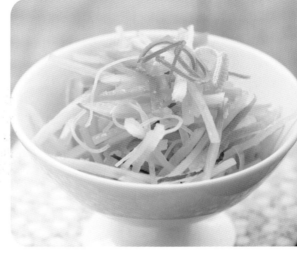

金钩芹菜

原料：

芹菜 150 克，虾米 10 克，葱、姜、盐各适量。

做法：

1 芹菜洗净，切段，放入开水中焯烫。

2 葱、姜切末；油锅烧热，放入葱末、姜末炝锅。放入芹菜段、虾米，煸炒 3 分钟，出锅前加盐调味即可。

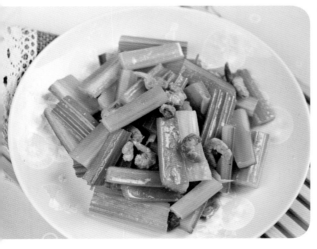

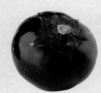

茄子

热量：96 千焦

GI：<15

每天适宜吃
50~100 克

控糖关键点：膳食纤维

茄子是膳食纤维，尤其是可溶性膳食纤维含量丰富，且热量极低的一种蔬菜，其血糖生成指数不足 15，非常适合糖尿病患者食用。

控糖吃法

茄子在烹制过程中非常爱吸油，所以不适合煎、炸、炒。对糖尿病患者来说，凉拌茄子是一种不错的降糖吃法。

对并发症的益处

茄子富含维生素 P，维生素 P 能增强人体细胞间的黏着力，对微血管有保护作用，能提高其对疾病的抵抗力，保持细胞和毛细血管壁的正常渗透性，对心血管疾病有一定的辅助预防作用。

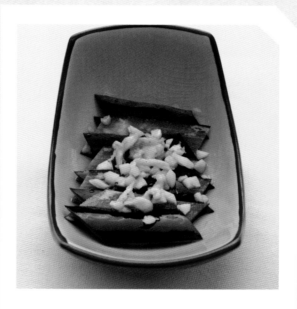

凉拌茄子

原料：

茄子 100 克，鸡胸肉 50 克，香油、蒜末、盐各适量。

做法：

1 茄子，切段，鸡胸肉，切丝，放入蒸锅中蒸熟。

2 出锅后、倒入香油、蒜末、盐拌匀即可。

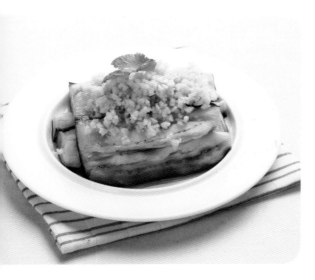

清蒸茄子

原料：

茄子 100 克，橄榄油、酱油、蒜末、盐各适量。

做法：

1 茄子洗净，切段后，再横切成两半。

2 将茄子码在盘中，倒入酱油和盐，一同隔水蒸 10 分钟。

3 蒸熟后，倒入少许橄榄油，撒上蒜末，拌匀即可。

酱香茄子包

原料：

长茄子 2 根，青椒、红彩椒各 50 克，蒜末、五香粉、黄豆酱各适量。

做法：

1 青椒、红彩椒切成丁；茄子洗净，放入蒸锅中蒸 5 分钟，取出，用刀竖着划开。

2 锅中倒油烧热，放入青椒丁、红椒丁、蒜末快速翻炒，调入黄豆酱和五香粉，拌匀盛出。将馅料放入剖开的茄子中即可。

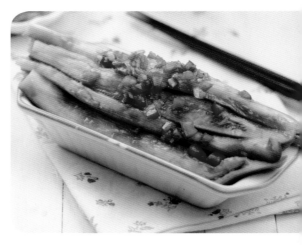

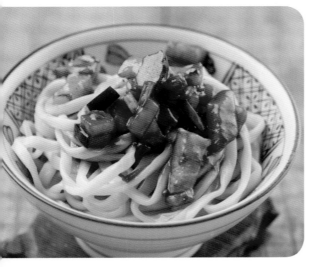

茄丁荞面

原料：

茄子 100 克，鸡胸肉 50 克，荞麦面条 150 克，盐、葱花、姜末、蒜末各适量。

做法：

1 茄子、鸡胸肉分别洗净，切丁；荞麦面条放入沸水中煮熟，捞出，过凉。

2 锅中倒油烧热，放入鸡肉丁翻炒，放入茄丁、葱花、姜末，加水煮至滚开，调入盐，盛出，倒在煮好的面上即可。

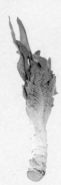

莴苣

热量：63千焦

GI：<15

每天适宜吃
50~100克

控糖关键点：维生素、烟酸

莴苣中糖类的含量较低，而维生素含量较丰富，尤其是含有一定量的烟酸。烟酸是胰岛素的激活剂，糖尿病患者可适量食用些莴苣，改善糖的代谢功能。

控糖吃法

无论是莴苣茎，还是莴苣叶都可以凉拌、生吃，而且这种吃法营养成分流失最少。

对并发症的益处

莴苣中含有一定量的钾离子，有利于调节体内盐的平衡，具有利尿、降低血压的作用，对心脏也有一定的好处。

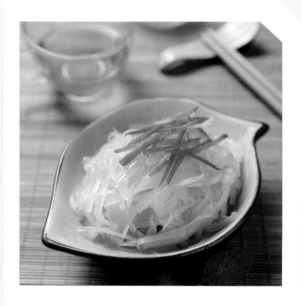

凉拌莴苣丝

原料：

莴苣100克,红椒丝、白醋、香油、盐各适量。

做法：

1 将莴苣去皮、洗净，切成丝，用适量盐拌一下，放置一会儿后倒掉汁水。

2 加入适量的白醋，再淋上香油，装盘时用彩椒丝装饰即可。

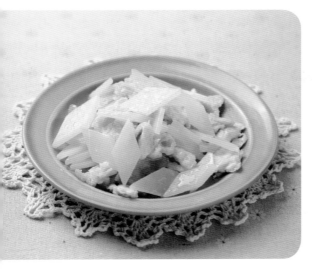

莴苣炒蛋

原料：

莴苣 150 克，鸡蛋 1 个，盐适量。

做法：

1 莴苣去皮洗净，切成片；鸡蛋打散。

2 锅中倒油烧热，滑入鸡蛋，翻炒至鸡蛋成块，盛出。

3 锅中倒少许油烧热，放入莴苣片快速翻炒，加入炒好的鸡蛋翻炒片刻，调入盐即可。

莴苣炒肉

原料：

莴苣 100 克，鸡胸肉 50 克，盐适量。

做法：

1 莴苣去皮，切片；鸡胸肉切片。

2 锅中倒油烧热，放入鸡肉片快速翻炒至变色，加入莴苣片翻炒片刻。

3 临出锅前调入盐即可。

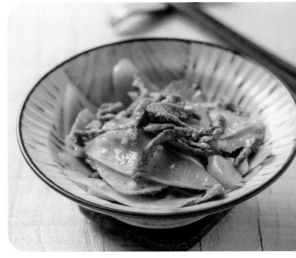

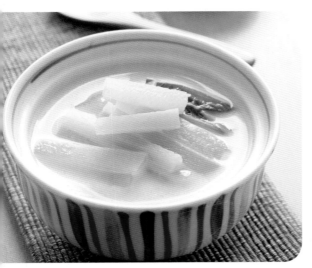

豆浆莴苣汤

原料：

莴苣 100 克，豆浆 200 毫升，姜片、葱段、盐各适量。

做法：

1 莴苣茎去皮，切条；莴苣叶切成段。

2 锅中倒油烧热，放姜片、葱段稍煸炒出香味，再放入莴苣条、盐，大火炒至断生。将莴苣叶放入，并倒入豆浆，大火煮至熟透即可。

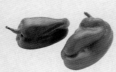

青椒

热量：96 千焦

GI：<15

每天适宜吃
50~100 克

控糖关键点：维生素C、膳食纤维

青椒中含有丰富的维生素 C 和可溶性膳食纤维，有助于改善胰岛素敏感性。

控糖吃法

青椒可以生食。如果喜欢熟食，烹制方法最好采用大火快炒的方式，以免维生素 C 大量流失。

对并发症的益处

青椒中的可溶性膳食纤维有助于加速肠道内多余的脂肪排出，有一定的降脂作用，有助于糖尿病患者控制血脂升高。此外，青椒中的辣椒素有一定的降压和降低胆固醇效果。

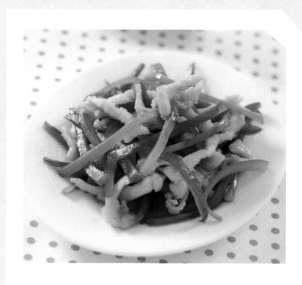

彩椒鸡丝

原料：

鸡胸肉 100 克，青椒、红椒各 50 克，姜末、蒜末、蚝油、盐各适量。

做法：

1 鸡胸肉切丝；青椒、红椒洗净，切丝。

2 油锅烧热，放入姜末和蒜末炒香，然后放入青椒、红椒翻炒，放入鸡肉丝翻炒片刻。

3 依次加盐、蚝油调味，翻炒均匀即可。

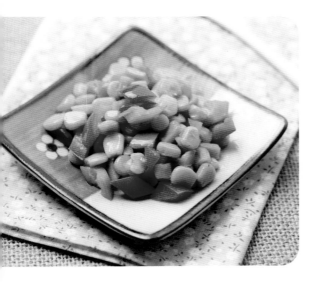

彩椒炒玉米粒

原料：

嫩玉米粒 100 克，青椒丁、红彩椒丁各 50 克，盐适量。

做法：

1 嫩玉米粒洗净，沥干水。

2 油锅烧热，放入嫩玉米粒和盐，翻炒 3 分钟，加少许水，再炒 3 分钟。

3 放入青椒丁、红彩椒丁，调入盐，翻炒均匀即可。

青椒酿

原料：

青椒 2 个，水发木耳、胡萝卜、嫩玉米粒各 30 克，鸡蛋 1 个，肉馅 50 克，盐、蚝油各适量。

做法：

1 青椒洗净，切成青椒圈；木耳焯烫 2 分钟，捞出切碎；胡萝卜切丁。

2 将除青椒外所有材料混合，调成馅料，装入青椒圈中。油锅烧热，放入装好肉馅的青椒圈煎熟即可。

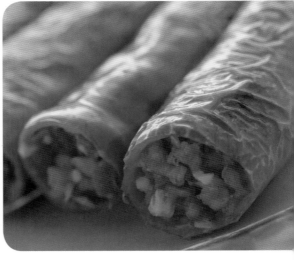

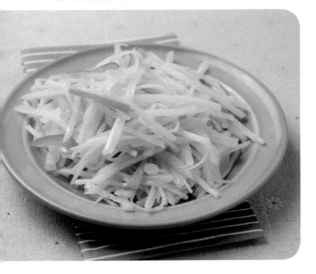

青椒土豆丝

原料：

青椒、土豆各 100 克，盐、葱丝、醋各适量。

做法：

1 青椒洗净，切丝；土豆去皮，洗净切丝，放入清水中冲洗，洗去淀粉。

2 锅中倒油烧热，放入葱丝爆香，放入土豆丝翻炒，调入少许醋。放入青椒丝翻炒至土豆丝熟，调入盐即可。

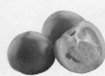

番茄

热量：62 千焦

GI：＜15

每天适宜吃
50~100 克

控糖关键点：维生素C、番茄红素

番茄中含有丰富的维生素 C 以及大量的番茄红素。维生素 C 的降糖效果自不必说，番茄红素有强抗氧化作用，可以保护细胞免被自由基破坏。

控糖吃法

春夏生食番茄可以补充大量的维生素 C，但若要摄取番茄中的番茄红素，则必须将番茄烹制以后食用。

对并发症的益处

番茄中所含番茄红素，有消炎利尿作用，对糖尿病患者并发肾脏疾病有一定益处。此外，番茄中丰富的维生素 C 有提高免疫力作用。

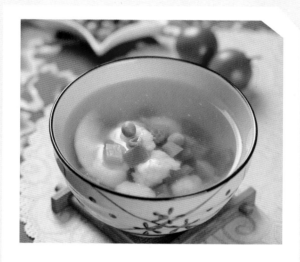

珍珠三鲜汤

原料：

番茄 100 克，鸡胸肉 50 克，胡萝卜、嫩豌豆各 25 克，蛋清、盐各适量。

做法：

1 胡萝卜、番茄均切成小丁；将鸡胸肉剁成肉泥，加蛋清拌匀。

2 豌豆、胡萝卜丁、番茄丁放入清水中炖至豌豆绵软。

3 用筷子把鸡肉拨成珍珠大小的丸子，放入锅中。用大火将汤再次煮沸，放入盐调味即可。

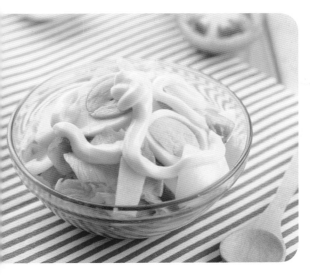

时蔬沙拉

原料：

番茄 100 克，煮鸡蛋 1 个，生菜、苹果各 100 克，洋葱 50 克，沙拉酱适量。

做法：

1 煮鸡蛋剥壳后，切成半月形；番茄、洋葱洗净，切片；生菜洗净，撕片；苹果洗净，切丁。

2 将所有材料放入碗中，倒入沙拉酱，搅拌均匀即可。

番茄炖牛腩

原料：

番茄 1 个，牛腩 200 克，洋葱 50 克，盐适量。

做法：

1 牛腩切成小块，用开水焯一下，除去血水，捞出；番茄、洋葱洗净，切块。

2 将所有材料放入汤锅中，加适量水，大火煮开后，转小火继续煲 1 小时。

3 出锅前加盐，用大火煮 10 分钟。

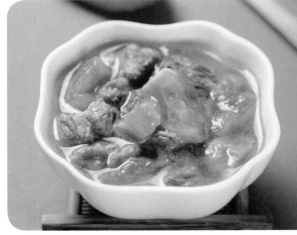

番茄炒蛋

原料：

番茄 1 个，鸡蛋 2 个，盐适量。

做法：

1 番茄洗净切块；鸡蛋打散。

2 油锅烧热，倒入打散的蛋液，中火炒散，盛出。

3 锅中倒少许油烧热，煸香番茄块，加盐后，倒入炒好的鸡蛋块，翻炒均匀即可。

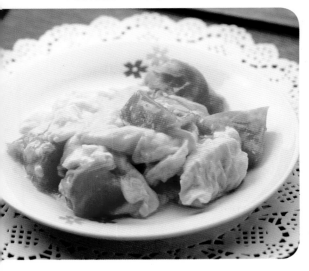

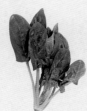

菠菜

热量：117 千焦
GI：<15
每天适宜吃 100 克

控糖关键点：膳食纤维、B 族维生素

菠菜含有大量的膳食纤维以及 B 族维生素，可以延长糖尿病患者胃排空时间，延缓葡萄糖的消化与吸收，改善餐后血糖代谢和长期糖尿病控制。

控糖吃法

为了避免草酸摄入，吃菠菜时，无论是炒、炖，还是凉拌，尽量先将菠菜焯水，然后再烹制食用。

对并发症的益处

菠菜中的可溶性膳食纤维能在肠内吸收大量水分，促进肠内有毒物质的排出。此外，菠菜所含的胡萝卜素在人体内可转变成维生素 A，可保护视力，增强免疫力。

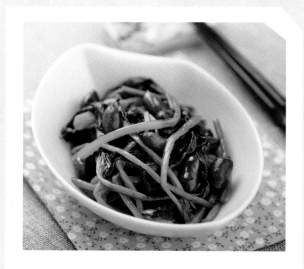

果仁菠菜

原料：

菠菜 200 克，花生仁 25 克，陈醋、香油、盐各适量。

做法：

1 锅中放油、花生仁，大火炸至花生仁变脆；将菠菜焯烫至变色，捞出过凉，挤干水分。

2 将菠菜、花生仁放入盘中。

3 将陈醋、香油、盐调成调味汁，淋入盘中，搅拌均匀即可。

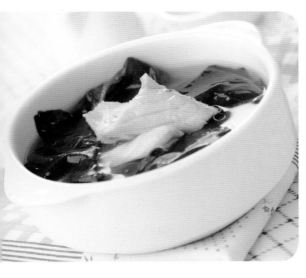

菠菜鱼片汤

原料：

菠菜 100 克，鲫鱼 250 克，葱段、姜片、料酒、盐各适量。

做法：

1 菠菜择洗干净，用开水焯烫，切段；鲫鱼洗净，切薄片，加盐、料酒腌一下。

2 油锅烧至五成热时，放葱段、姜片炒香，放鱼片略煎，加水煮沸。

3 小火焖 20 分钟，放入菠菜段即可。

芝麻拌菠菜

原料：

菠菜 200 克，黑芝麻 15 克，醋、香油、盐各适量。

做法：

1 菠菜洗净，放沸水中焯 30 秒，捞出，切段；黑芝麻放入锅中，小火炒香。

2 将焯好的菠菜放入碗中，加醋、香油、盐拌匀，撒上黑芝麻即可。

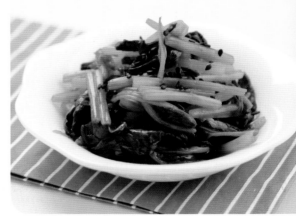

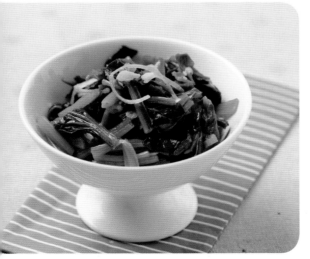

蒜末菠菜

原料：

菠菜 200 克，盐、蒜末各适量。

做法：

1 菠菜洗净，放入沸水中，焯 30 秒，捞出过凉，挤干水分，切段。

2 锅中倒少许油烧热，放入菠菜、蒜末、盐翻炒均匀即可。

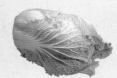

白菜

热量：83 千焦

GI：23

每天适宜吃 100 克

控糖关键点：膳食纤维

大白菜热量低，膳食纤维含量丰富，适量食用有利于肠道蠕动和废物的排出，可以延缓餐后血糖上升，是预防糖尿病和肥胖症的理想食物。

控糖吃法

白菜是一种让人百吃不厌的蔬菜，无论是凉拌、炒食、炖食、做汤都可以。对于糖尿病患者来说，常吃白菜能强身健体，提高身体免疫力。

对并发症的益处

大白菜含有丰富的维生素，能够清除糖尿病患者糖代谢过程中产生的自由基。同时，白菜是十字花科蔬菜，有一定的抗癌作用。

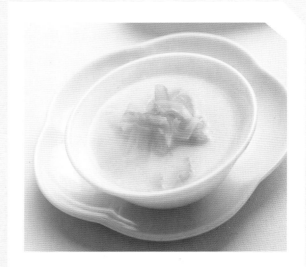

白菜奶汁汤

原料：

白菜心 100 克，牛奶 50 毫升，鸡汤 150 毫升，盐适量。

做法：

1 白菜去筋洗净，切成条，放入水中煮熟捞出，沥去水分。

2 锅中倒油烧热，倒入鸡汤，再加入盐、白菜，烧 2 分钟后放入牛奶，再次煮沸即可。

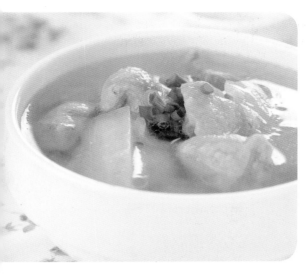

鸭块白菜

原料：

白菜 100 克，鸭肉 200 克，料酒、姜片、盐各适量。

做法：

1 白菜洗净，切段；鸭肉洗净，切块。

2 鸭肉块放入锅中，加适量水，煮沸后撇去浮沫，放入料酒、姜片小火熬煮。炖至八成熟时，放入白菜段，煮烂后加盐调味即可。

油泼白菜丝

原料：

白菜帮 100 克，酱油、醋、盐、葱碎、彩椒丝、花椒粉各适量。

做法：

1 将白菜帮切丝，和彩椒丝一起码在盘中；将酱油、醋、盐调成调味汁，淋入盘中。

2 将葱碎、花椒粉依次撒在白菜丝上。油锅烧热，将热油泼在葱碎上，搅拌均匀即可。

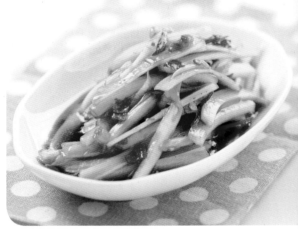

冬瓜白菜汤

原料：

白菜 100 克，冬瓜 50 克，盐适量。

做法：

1 白菜洗净，切段；冬瓜去皮，切块。

2 锅中放水，放入冬瓜、白菜，大火煮开后，加盐调味即可。

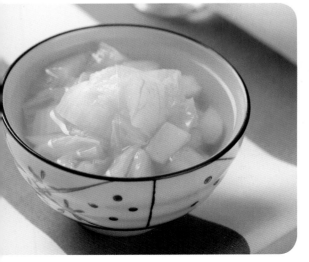

圆白菜

热量：100 千焦
GI：23
每天适宜吃 100 克

控糖关键点：铬

圆白菜富含铬，能改善胰岛素敏感性，进而调节血糖和血脂，是糖尿病患者和肥胖者的理想食物。

控糖吃法

进食圆白菜的方法，以凉拌、做沙拉或榨汁最佳。但由于圆白菜有特殊的味道，熟食可能被更多人喜欢。

对并发症的益处

圆白菜对促进造血功能的恢复，抗血管硬化和阻止糖类转变成脂肪，预防血清胆固醇沉积等具有良好的功效，可辅助预防糖尿病患者并发心脑血管疾病。

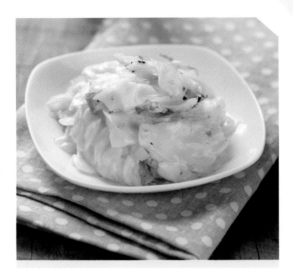

炝炒圆白菜

原料：

圆白菜 100 克，盐、花椒、白醋各适量。

做法：

1 圆白菜洗净，撕成小片。锅置火上，倒油烧热，放入花椒，煸香后，拣出花椒粒。

2 倒入圆白菜翻炒，调入适量白醋，翻炒均匀。调入适量盐，炒熟即可。

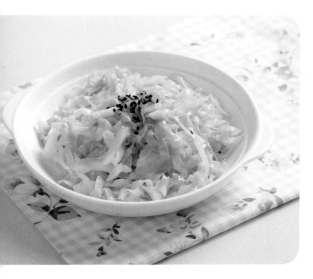

芝麻圆白菜

原料：

圆白菜 100 克，黑芝麻 30 克，盐适量。

做法：

1 圆白菜洗净，切粗丝；用小火将黑芝麻不断翻炒，炒出香味时出锅。

2 油锅烧热，放入圆白菜丝，翻炒，加盐。炒至圆白菜丝熟透发软时，出锅盛盘，撒上黑芝麻，搅拌均匀即可。

蒸三鲜菜卷

原料：

圆白菜 200 克，胡萝卜、香菇、冬笋各50 克，盐、香油、葱、生姜各适量。

做法：

1 圆白菜叶完整剥下，用开水焯透过凉，胡萝卜、香菇、冬笋分别洗净，用开水焯透，捞出，切成细丝，放入调料拌好。

2 用焯好的圆白菜叶，包上焯好的三丝，卷成卷，码在平盘中，上锅蒸 5 分钟，出锅后再改刀，切成段即可食用。

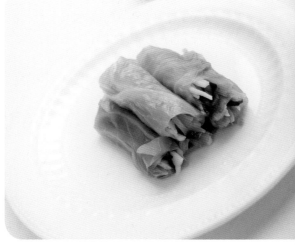

海鲜蔬菜汤

原料：

圆白菜 100 克，虾仁、洋葱各 50 克，姜末、鸡汤、盐各适量。

做法：

1 圆白菜、洋葱分别洗净，洋葱切成条，圆白菜用手撕成大片。

2 锅中倒入油，把洋葱和姜末炒出香味，再倒入圆白菜。待圆白菜熟时倒入鸡汤、虾仁和盐，焖 5 分钟即可。

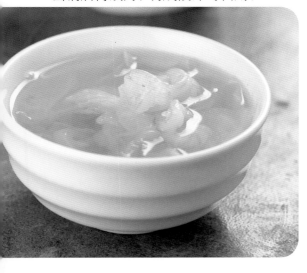

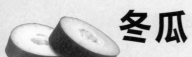

冬瓜

热量：50 千焦

GI：<15

每天适宜吃 100 克

控糖关键点：维生素 C、烟酸

冬瓜是营养丰富的食物，含有可溶性膳食纤维，以及较多的维生素 C、维生素 A、烟酸和钾、钙，有助于改善胰岛素敏感性。

控糖吃法

冬瓜与老鸭、鲤鱼、红豆等搭配煮汤饮用，有利水消肿作用，对糖尿病患者水肿、小便黄赤等症状有一定的缓解作用。

对并发症的益处

冬瓜有消肿利尿的作用，对糖尿病并发的肾病以及心血管疾病有一定的辅助预防效果。此外，冬瓜热量较低，且含多种维生素和人体必需的微量元素，能调节机体的代谢平衡，提高免疫力。

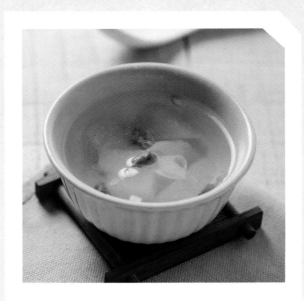

海米冬瓜汤

原料：

冬瓜 100 克，海米 30 克，香油、盐各适量。

做法：

1 冬瓜洗净，去皮、瓤，切块；海米用水浸泡 20 分钟，洗净。

2 锅中加水，放入冬瓜、海米煮熟。

3 出锅前加一点点盐和少许香油即可。

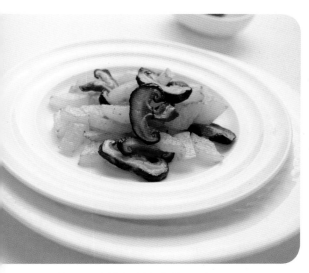

冬瓜烧香菇

原料:

冬瓜 200 克,干香菇 5 朵,盐适量。

做法:

1 冬瓜去皮、瓤,洗净,切成块,干香菇泡发后切片。

2 锅中加油烧热,倒入冬瓜、香菇及泡香菇水,焖烧 5 分钟。

3 出锅前加盐调味即可。

冬瓜海带排骨汤

原料:

冬瓜 100 克,猪排骨 150 克,海带、香菜、姜片、盐各适量。

做法:

1 海带切成丝;冬瓜洗净切成块;猪排骨切块;香菜洗净,切段。

2 将猪排骨块放入开水中焯烫一下,捞出。

3 将海带丝、猪排骨块、冬瓜块、姜片一起放入锅里,加清水,用大火烧开 15 分钟后,小火煲熟,出锅撒上香菜,加盐调味即可。

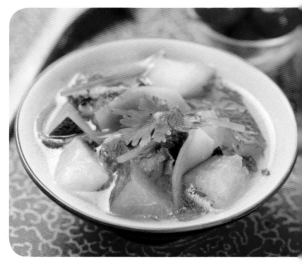

鲤鱼冬瓜汤

原料:

鲤鱼 1 条,冬瓜 250 克,葱段、盐各适量。

做法:

1 鲤鱼收拾干净;冬瓜洗净,切成片。

2 将鲤鱼、冬瓜片、葱段一同放入锅中,加水,大火烧开。转小火炖 20 分钟,出锅前加盐调味即可。

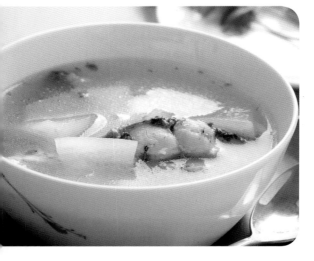

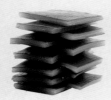

海带

热量：54 千焦
GI：<15
每天适宜吃 100 克

控糖关键点：多糖

海带表面黏黏的物质是褐藻胶、海藻酸等，是多糖，能够使糖尿病患者的糖耐量改善，有助于降低血糖，且对胰岛细胞的损伤有保护作用，糖尿病患者可经常食用海带。

控糖吃法

海带可生食、凉拌，与排骨、冬瓜等搭配煮汤食用，可利水消肿，适合糖尿病患者食用。

对并发症的益处

海带所含的海带氨酸，有降血压作用。富含牛磺酸、食物纤维藻酸，能调理肠胃，促进胆固醇的排泄，控制胆固醇的吸收。

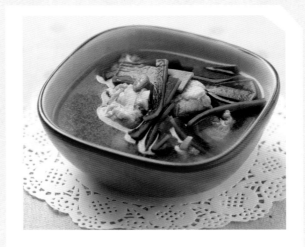

海带排骨汤

原料：

海带 100 克，猪排骨 200 克，枸杞子、盐各适量。

做法：

1 将海带洗净，切成长条；猪排骨洗净。

2 猪排骨冷水入锅，烧开后，煮 5 分钟，捞出，冲掉血沫。

3 将海带、猪排骨、枸杞子一并放入砂锅中，加适量水小火煮至烂熟，出锅前加盐调味。

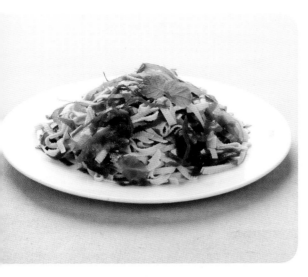

海带炒干丝

原料：

海带、鲜豆皮各 100 克，盐适量。

做法：

1 海带切成丝；鲜豆皮切细丝。

2 锅中倒油烧热，先入豆腐干丝翻炒，再放入海带丝，加盐、水，煮开 10 分钟后，炒匀，再煮 10 分钟即可。

鱼头海带豆腐汤

原料：

胖头鱼鱼头 200 克，海带、豆腐各 100 克，鲜香菇 5 朵，葱段、姜片、盐、料酒各适量。

做法：

1 将胖头鱼鱼头处理干净；香菇洗净，切十字花刀；豆腐切块；海带洗净切段。

2 将鱼头、香菇、葱段、姜片、料酒放入锅内，加清水，开大火煮沸后改用小火炖至鱼头快熟时，放入豆腐块和海带段，用小火炖至豆腐熟透。出锅前加盐调味即可。

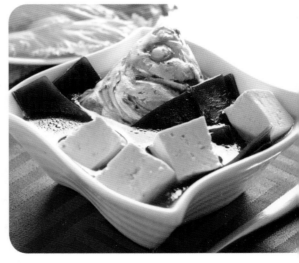

凉拌海带

原料：

海带 100 克，红椒丝 30 克，盐、生抽、花椒、白醋、蒜末、黑芝麻各适量。

做法：

1 海带洗净，放入沸水中煮熟，切丝。

2 将海带丝、红椒丝放入碗中，调入盐、生抽、白醋、黑芝麻和蒜末。锅中倒油，放入花椒烧出香味。将热油倒在碗中，拌匀即可。

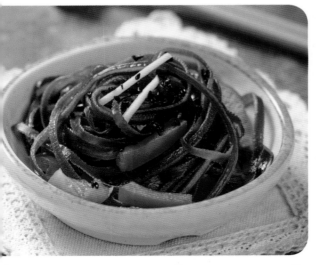

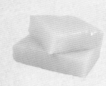

魔芋

热量：154 千焦
GI：<15
每天适宜吃
50~100 克

控糖关键点：膳食纤维

魔芋是高水分、高膳食纤维、低热量的食物，其所含的大量水溶性纤维在进入胃时可延缓消化和吸收营养物质，进入小肠后，丰富的膳食纤维可降低食物中单糖的吸收，从而起到控制血糖水平的效果。

控糖吃法

魔芋粉制成的魔芋丝或者魔芋豆腐，可以水煮食用，既可以饱腹，又不会转化为葡萄糖被吸收，尤为适合糖尿病患者。

对并发症的益处

魔芋中的膳食纤维在胃肠中吸收水分时，能使胃肠蠕动功能增强，同时它还能包附脂肪和多余的毒素，使这些废物排出体外。

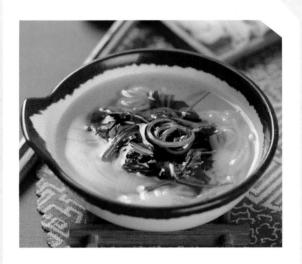

荠菜魔芋汤

原料：

荠菜 150 克，魔芋 100 克，盐、姜丝各适量。

做法：

1 荠菜去黄叶择洗干净，切段；魔芋洗净，切成条，用热水煮 2 分钟，捞出，沥干。

2 将魔芋、荠菜、姜丝放入锅内，加清水用大火煮沸，转中火煮至荠菜熟软。

3 出锅前加盐调味即可。

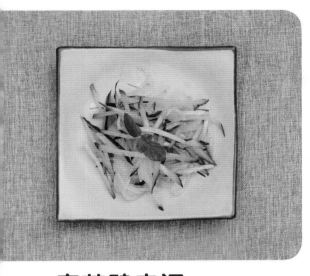

凉拌魔芋丝

原料：

魔芋丝 100 克，黄瓜 50 克，白醋、盐各适量。

做法：

1 黄瓜洗净，切丝；魔芋丝用开水烫熟，晾凉。

2 将魔芋丝和黄瓜丝放入盘内，加入白醋和盐，拌匀即可。

魔芋鸭肉汤

原料：

魔芋 100 克，鸭肉 200 克，姜丝、酱油各适量。

做法：

1 鸭肉收拾干净，切块；魔芋洗净，切块。

2 锅中加水烧开，放鸭肉焯一下，捞出。

3 锅中倒少许油烧热，放鸭肉、姜丝，炒至肉变色，放魔芋块和水，一起煲至肉熟烂，出锅前加盐调味即可。

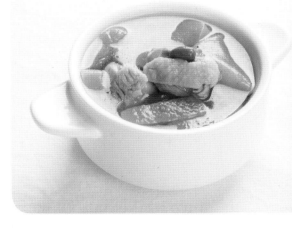

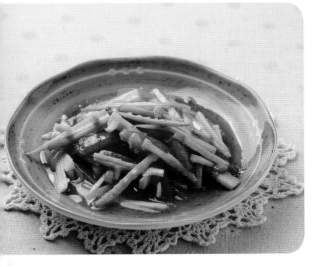

竹笋烧魔芋

原料：

魔芋 100 克，竹笋 150 克，姜丝、白醋、料酒、盐各适量。

做法：

1 竹笋去皮，放入沸水中焯一下，捞出切丝；魔芋切块。

2 锅中倒油，放入姜丝爆香，放入竹笋丝、魔芋块，倒入水，烧 3 分钟。倒入料酒、盐、白醋，再焖 5 分钟即可。

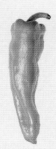

尖椒

热量：92 千焦
GI：<15
每天适宜吃
50~100 克

降糖养生堂

制订一份适合自己的饮食治疗计划

这份计划需要健康食物，如蔬菜、鱼、瘦肉、去皮鸡肉、豆类和谷类，以及低脂或脱脂奶；将鱼和瘦肉及家禽的分量维持在 100 克；食用脂肪和盐含量少的食物；食用高膳食纤维的食物，遵循食物多样、谷类为主、粗细搭配原则；根据血糖水平调整食物总量；坚持运动，保证每周 150 分钟以上的运动，散步是增加运动量的好办法。

降糖关键点：维生素 C

尖椒中含有丰富的维生素 C，可以改善胰岛素敏感性。

降糖吃法

尖椒可生食、凉拌，如需烹制，最好采用大火快炒方式，以免其中所含维生素 C 流失过多。

对并发症的益处

尖椒所含的丰富的维生素 C，对防治心脏病及冠状动脉硬化、降低胆固醇有食疗作用。

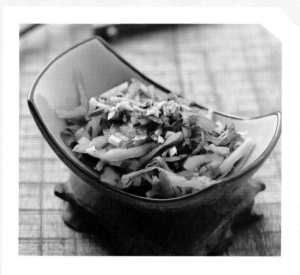

老虎菜

原料：

尖椒 100 克，黄瓜 1 根，香葱、香菜、香油、酱油、蒜末、姜末、盐各适量。

做法：

1 尖椒、黄瓜、香葱洗净，切成细丝。

2 将香油、酱油、盐放入碗中调成调味汁，放入尖椒丝、黄瓜丝，腌 2 分钟。

3 香菜洗净，切段，和葱丝、蒜末、姜末一同倒入食材中，搅拌均匀即可。

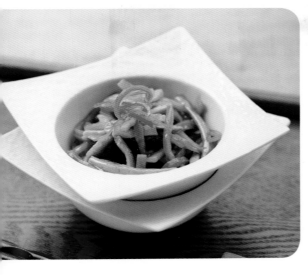

尖椒素肉丝

原料：

尖椒 100 克，素肉丝 200 克，生抽、醋、盐各适量。

做法：

1 尖椒切成细丝；素肉丝用水浸泡 5 分钟，捞出，用手挤去水分。

2 油锅烧热，放入素肉丝，翻炒片刻后放入尖椒丝，大火炒香。

3 淋入生抽、醋，加盐调味即可。

尖椒拌蛤蜊

原料：

尖椒 100 克，蛤蜊 300 克，香菜、葱花、生抽、香油、盐各适量。

做法：

1 蛤蜊放入盐水中浸泡 2 小时，吐净泥沙，冲洗干净，放入锅中，煮至壳微开，捞出。

2 尖椒切丁，香菜切段。将所有配料调成调味汁，淋在蛤蜊上即可。

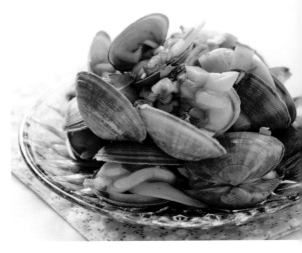

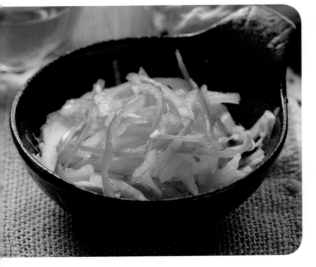

尖椒白菜丝

原料：

尖椒、白菜各 100 克，白醋、盐各适量。

做法：

1 尖椒洗净，去蒂、去子，切成丝；白菜洗净，切成丝。

2 白菜丝放入热水锅中，焯至断生。

3 将白菜丝和尖椒丝放在盘中，倒入白醋和盐，调匀即可。

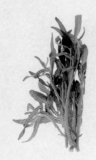

空心菜

热量：96 千焦

GI：<15

每天适宜吃 100 克

控糖关键点：膳食纤维、维生素 A、钙、钾、镁

空心菜的膳食纤维含量较为丰富，而且包括纤维素、半纤维素、木质素、胶浆及果胶等，在改善胰岛素敏感性的同时，具有促进肠蠕动、通便解毒作用。

控糖吃法

空心菜可凉拌，或者采用大火快炒方式，避免过多营养素的流失。空心菜还可以与虾仁、鸡肉丝等搭配煮汤，营养更为均衡。

对并发症的益处

空心菜中的膳食纤维含量较丰富，具有促进肠胃蠕动，防止便秘的作用。空心菜所含的维生素 C 能降低胆固醇，促进血液循环，还能提高机体免疫力。

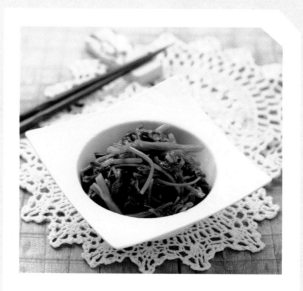

凉拌空心菜

原料：

空心菜 200 克，蒜末、盐、香油各适量。

做法：

1 将空心菜洗净，切段，放入沸水中焯 2 分钟，捞出，装盘。

2 蒜末、盐与少量水调匀后，再浇入香油，制成调味汁。

3 将调味汁和空心菜拌匀即可。

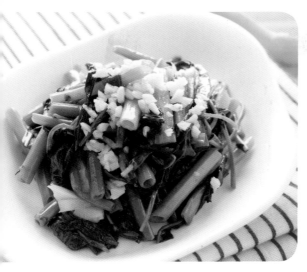

蒜茸空心菜

原料:

空心菜 200 克,盐、蒜末各适量。

做法:

1 空心菜去老根,洗净,切段。

2 锅中倒油烧热,放入空心菜快速翻炒。

3 出锅前,放入蒜末、盐炒匀即可。

鸡肉炒空心菜

原料:

空心菜 150 克,鸡胸肉 50 克,蚝油、盐各适量。

做法:

1 空心菜去老根,洗净,切段;鸡胸肉切末。

2 锅中倒油烧热,放入鸡肉末快速翻炒至变色,调入少许蚝油翻炒均匀。放入空心菜段,炒至变软,调入盐即可。

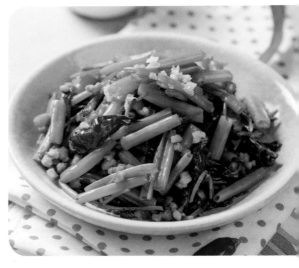

空心菜面

原料:

空心菜 150 克,粗粮面条 100 克,辣椒油、盐各适量。

做法:

1 空心菜去老根,洗净,切长段。

2 锅中放水,将粗粮面条放入,煮至快熟时,放入空心菜。

3 出锅前加入盐调味,再入一点辣椒油提香。

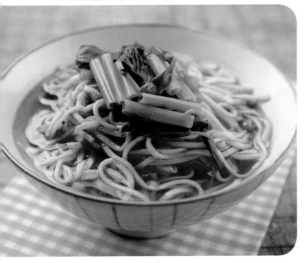

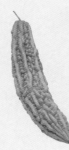

苦瓜

热量：92 千焦
GI：24
每天适宜吃
50~100 克

控糖关键点：苷类

苦瓜果实中特有的苷类苦瓜甙，能够有效的控制血糖。

控糖吃法

将新鲜苦瓜切成片，晒干，糖尿病患者可以随时拿几片泡水喝。也可以将苦瓜焯水，与鸡蛋、肉类等搭配炒制食用。

对并发症的益处

苦瓜的维生素 C 含量很高，具有预防维生素 C 缺乏症、防止动脉粥样硬化、保护心脏等作用。苦瓜中的苦瓜素，能降低血脂，对糖尿病前期并发的高脂血症有一定的预防作用。

控糖养生堂

糖尿病患者最好戒烟

抽烟对人体百害而无一利，对糖尿病患者的危害就更大。一方面，烟碱会刺激肾上腺分泌，进而使血糖升高，造成心动过速，血压升高。另一方面，抽烟会造成血管收缩，易导致血管阻塞，造成脑血栓、脑梗死、心绞痛、下肢缺血坏死等糖尿病并发症。因此，无论是哪种类型的糖尿病，都不建议抽烟。

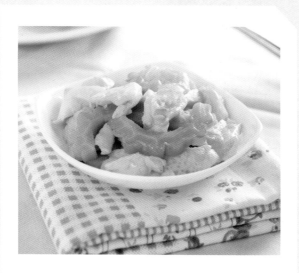

苦瓜炒蛋

原料：

苦瓜 150 克，鸡蛋 2 个，盐适量。

做法：

1 苦瓜洗净，切片，用盐腌制 15 分钟；鸡蛋打散。

2 油锅烧热，滑入鸡蛋，炒熟，盛出。

3 锅中再倒入少许油烧热，放入苦瓜翻炒 3 分钟，再倒入炒好的鸡蛋一起翻炒，出锅前调入盐即可。

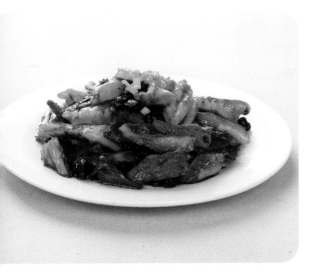

苦瓜炒牛肉

原料:

苦瓜 150 克,牛肉 100 克,酱油、豆豉各适量。

做法:

1 苦瓜洗净,切片;牛肉洗净,切片。

2 锅中放油烧热后放入牛肉片翻炒,加入酱油、豆豉翻炒至牛肉断生,将苦瓜片放入锅中,再继续翻炒 3 分钟即可。

凉拌苦瓜

原料:

苦瓜 150 克,香油、盐各适量。

做法:

1 苦瓜洗净,切片,放入开水中焯烫。

2 将苦瓜片放入凉开水中,浸泡片刻后捞出,挤干水分,放入盘中。

3 加入适量香油、盐,搅拌均匀即可。

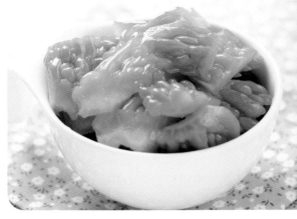

排骨苦瓜汤

原料:

苦瓜 100 克,猪排骨 200 克,姜片、盐、料酒各适量。

做法:

1 猪排骨切段,洗净。苦瓜洗净,去瓤,切片,放入沸水中焯一下。

2 猪排骨放在热水锅中焯一下,捞出。

3 砂锅中放水、姜片、料酒,倒入猪排骨大火煮沸后改小火煲至排骨熟烂,再放入苦瓜煮熟,出锅前调入盐即可。

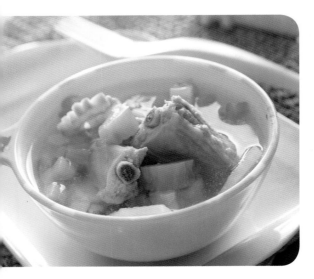

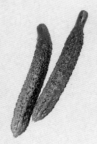

黄瓜

热量：67 千焦
GI：<15
每天适宜吃 50 克

控糖关键点：维生素 C

黄瓜中含有维生素 C 可抗氧化，与体内其他维生素和矿物质协同作用，可改善胰岛素敏感性。此外，黄瓜中膳食纤维含量虽然比较少，但都是可溶性膳食纤维，对促进胃肠蠕动，清理肠道有很好的作用。

控糖吃法

黄瓜可生食、凉拌，与番茄、丝瓜以及豆腐丝等搭配煮汤饮用，有独特的清香，令人产生清爽感，心情愉悦。

对并发症的益处

黄瓜中碳水化合物含量均很低，适合体重和血脂超标的糖尿病患者食用。同时黄瓜也适合生吃，可代替水果作为加餐，对于糖尿病患者控制血糖很有益处。

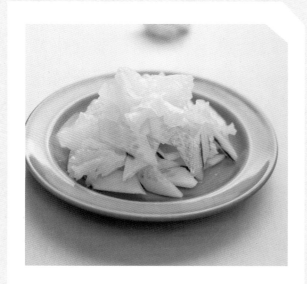

银耳拌黄瓜豆腐丝

原料：

黄瓜 1 根，银耳 1 朵，香油、蒜末、盐各适量。

做法：

1 黄瓜洗净，切成片；银耳用水泡发 4 小时，收拾干净后撕成小朵。

2 银耳放入热水锅中，煮熟烂，捞出。

3 将黄瓜银耳放入盘中，加入蒜末，调入香油、盐，拌匀即可。

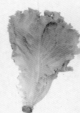

生菜

热量： 67 千焦

GI： <15

每天适宜吃 100 克

控糖关键点：锌、镁、钾和维生素 C

生菜富含锌、钾、镁、维生素 C 等营养物质，可以增加胰岛素敏感性，减少胰岛素抵抗情况，进而控制餐后血糖升高。

控糖吃法

生菜生食可以最大限度吸收其营养成分。但生食生菜时，最好选择团生菜，而不是叶生菜。

对并发症的益处

生菜所含的膳食纤维和维生素 C，可以消除多余脂肪，有助于肥胖型糖尿病患者减轻体重。

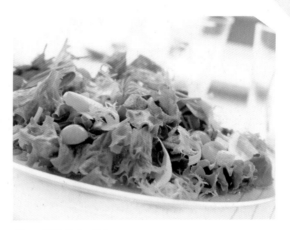

生菜沙拉

原料：

生菜、黄瓜、圣女果、紫甘蓝各 50 克，洋葱 30 克，玉米粒 20 克，酸奶适量。

做法：

1 玉米粒放入沸水中焯烫，3 分钟后捞出过凉，沥干。

2 生菜、紫甘蓝、圣女果、黄瓜等放盐水中浸泡 10 分钟，捞出洗净；紫甘蓝切丝；黄瓜切片；圣女果对半切；生菜撕成片；洋葱洗净，切丝。

3 将所有食材放入碗中，倒入适量酸奶，拌匀即可。

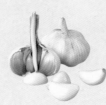

大蒜

热量：535 千焦
GI：<23
每天适宜吃 10~20 克

控糖关键点：硒

大蒜中硒含量较多，对人体胰岛素的合成可起到一定的作用。

控糖吃法

生大蒜中含有大量的大蒜素会刺激肠胃，引起不适，所以最好熟吃大蒜，可以煎、烤熟后食用。不需要食用太多，每天吃一两瓣，每周吃两三次即可。

对并发症的益处

大蒜具有明显的降血脂及预防冠心病和动脉硬化的作用，可降低胆固醇、抗凝、预防动脉硬化和脑梗死。

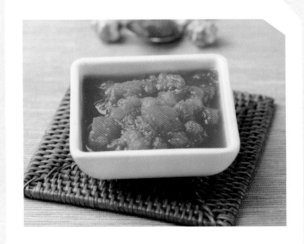

大蒜番茄酱

原料：

番茄 2 个，大蒜 20 克，盐、胡椒粉各适量。

做法：

1 番茄上切十字刀，放入沸水中烫 30 秒，捞出，去皮，切块；大蒜去皮，洗净，切碎。

2 锅中倒油烧热，放入蒜碎煸炒，放入番茄块翻炒至番茄成泥状，调入盐、胡椒粉即可。

3 可用来拌面或者放入炒好的鸡蛋块做成番茄鸡蛋等食用。

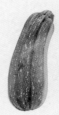

西葫芦

热量：75 千焦

GI：<23

每天适宜吃 100 克

糖尿病患者不能只吃低 GI 食物

低 GI 食物对糖尿病患者控制血糖有利，但如果糖尿病患者只吃低 GI 食物，很容易造成营养不均衡，其实混合进食是控制餐后血糖波动过大的有效办法。糖尿病患者可以将高 GI 食物与低 GI 食物混合，比如主食采用粗细搭配的全麦馒头、粗粮饭，蔬果采用低 GI 的绿叶蔬菜与中 GI 的水果搭配等。

控糖关键点：维生素 C、生物碱

西葫芦含有维生素 C，可改善胰岛素敏感性，进而调节血糖。此外，西葫芦中还含有生物碱，具有促进胰岛细胞分泌胰岛素的作用，也有助于糖尿病患者控制血糖。

控糖吃法

西葫芦宜采用大火快炒方式烹制，以减少维生素 C 的流失；可以与鸡肉、鸡蛋等搭配食用，营养更为均衡。

对并发症的益处

西葫芦能预防肝肾病变，有助于肝肾功能衰弱者增强肝肾细胞的再生能力。西葫芦还能增加胆汁分泌，达到减轻肝脏负担的作用。

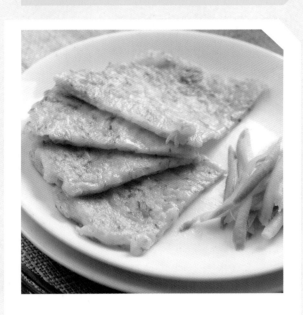

西葫芦饼

原料：

面粉 100 克，西葫芦 80 克，鸡蛋 1 个，盐适量。

做法：

1 鸡蛋打散，加盐调味；西葫芦洗净，擦丝。

2 将西葫芦丝放进蛋液里，加入面粉和适量水，搅拌均匀。

3 锅里放油，将面糊放进去，煎至两面金黄即可，可当主食食用。

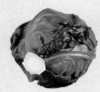

紫甘蓝

热量：138 千焦

GI：<23

每天适宜吃
50~100 克

控糖关键点：花青素、膳食纤维

紫甘蓝是典型的深色蔬菜，其中含有的天然物质对保护心血管和控制餐后血糖波动有一定效果。紫甘蓝中还含有丰富的花青素和膳食纤维，可以抗氧化，帮助抑制血糖上升。

控糖吃法

适量生食紫甘蓝有利于血糖的控制。通过大火快炒的方式，可以尽量多地保留紫甘蓝中的营养。

对并发症的益处

紫甘蓝含有的维生素 C 有预防糖尿病性血管病变的作用；B 族维生素能够预防糖尿病患者出现视网膜病变。

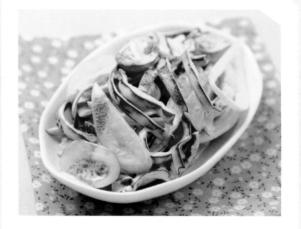

凉拌甘蓝

原料：

紫甘蓝 50 克，洋葱 30 克，黑胡椒粉、酸奶各适量。

做法：

1 紫甘蓝洗净，切丝；洋葱洗净，切圈。

2 将紫甘蓝丝、洋葱圈放入开水中焯一下，捞出沥干。

3 将所有材料加适量酸奶搅拌，撒上黑胡椒粉即可。

洋葱

热量：167 千焦
GI：30
每天适宜吃 50 克

控糖关键点：膳食纤维

洋葱含有少量类似降糖药物的化合物，适量食用洋葱有利于稳定血糖。此外，洋葱中还含有丰富的膳食纤维，也可以起到控制血糖的作用。

控糖吃法

洋葱宜烹炒至嫩脆且有一些微辣为佳，加热时间不宜过长，否则易造成营养素的流失，不利于血糖的控制。

对并发症的益处

洋葱是唯一含有前列腺素 A 的蔬菜，有利于扩张血管，防止动脉硬化。洋葱还能降低血脂、降低血液黏稠度、改善动脉粥样硬化。

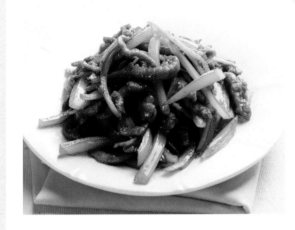

洋葱炒肉

原料：

洋葱 100 克，牛肉 150 克，姜片、盐各适量。

做法：

1 牛肉洗净切片；洋葱洗净，切丝。

2 锅中倒油烧热，放姜片、牛肉翻炒，变色后盛出。

3 锅中留少量底油，加入洋葱丝煸炒片刻，倒入牛肉，加盐翻炒均匀即可。

这些蔬菜不能当"蔬菜"，要当"主食"吃

土豆

土豆中含有约 17% 的碳水化合物，高于普通的蔬菜。所以，糖尿病患者不适宜把土豆当成蔬菜大量食用。可以把土豆归到主食类中，作为主食来食用。如果吃了较多土豆制作的菜，需要相应减少主食的摄入。

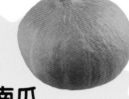

南瓜

以往建议糖尿病患者不宜多吃南瓜，不过那是在摄入足量的碳水化合物基础上将南瓜当作蔬菜食用，如果将南瓜代替主食食用是可以的。

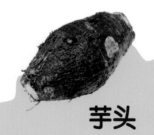

芋头

芋头的主要成分为淀粉，相当于我们平时吃的主食。芋头含糖量也较高，煮食后热量及糖分均会升高，易使血糖升高。因此，糖尿病患者吃芋头时也应减少主食的摄入量。

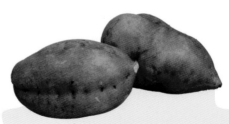

红薯

红薯不适合当作蔬菜大量食用，但如果将其当作主食食用，比如每餐吃 50 克红薯代替主食，则因其含有丰富的膳食纤维，能够延缓餐后血糖水平升高。

山药

山药中含有大量的淀粉，食用后容易被身体吸收，进而易导致餐后血糖水平快速升高。但在吃山药的同时，减少主食的摄入量，则餐后血糖水平更容易被控制及稳定。

藕

藕中的淀粉含量较高，平时在市场中购买的藕粉就是从藕中提炼出的淀粉。淀粉进入身体后会快速转化为葡萄糖，进而提高血糖水平。所以藕不宜当作蔬菜食用，但是可以将其当作"粗粮"搭配主食食用。

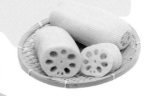

豌豆荚

实际上豌豆是典型的杂豆类食物，所以适合当作主食。不过，嫩豌豆，俗称"荷兰豆"，因为豌豆荚含有丰富的膳食纤维，则可以当作蔬菜食用。

胡萝卜

胡萝卜的 GI 并不高，其 GI 值只有 47，但是相比于绿叶类蔬菜，其碳水化合物含量依然很高，所以可以当作主食食用。但在摄入足量主食的情况下，不宜大量食用胡萝卜。

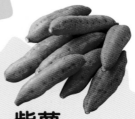

紫薯

紫薯虽然其含糖量不如红薯高，但也是含有大量碳水化合物的食物，大量摄入会促使餐后血糖水平升高。但如果能代替部分主食食用，则可以适量增加其摄入量。

糖尿病患者宜少吃这些蔬菜

腌制蔬菜

酸菜、腌制雪里蕻在腌制过程中，维生素 C 等营养物质流失严重，而且其中含有大量的盐，食用较多时会加重心血管疾病，进而影响糖尿病的预防和治疗，因此宜少吃。

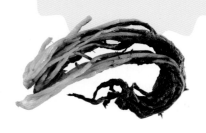

蒜薹

蒜薹的碳水化合物含量比较高，与土豆类似。所以糖尿病患者不要把蒜薹当作普通的绿色蔬菜而一次吃很多。或者在吃蒜薹较多时，适当减少一些主食的摄入量。

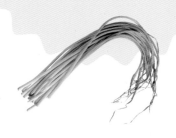

香椿

香椿助阳，阴虚的人食用香椿后容易加重肝火，尤其是像糖尿病患者这样属于阴虚燥热的体质，食用过多对病情的恢复没有太大益处。

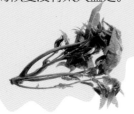

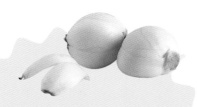

百合

百合是含碳水化合物比较高的一种食物，在控制主食摄入量的情况下，可以适当食用，如果仅当作蔬菜，则宜少食。

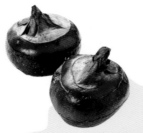

黄花菜

黄花菜含有丰富的膳食纤维，而且有脆爽的口感，常常被人们当作蔬菜食用，但其实它碳水化合物的含量较高，糖尿病患者可少量食用，应减少主食的摄入量。

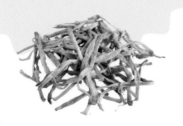

荸荠

荸荠中含有大量的碳水化合物，而且经常与肉类炖食，会令糖尿病患者在不知不觉间增加热量的摄入，从而影响餐后血糖水平升高。

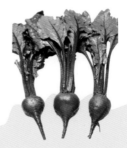

菱角

菱角也是高碳水化合物食物，当作蔬菜食用易引起餐后血糖水平升高，所以糖尿病患者应少吃。

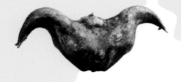

甜菜

甜菜含糖量较高，糖尿病患者食用后血糖会有一定程度升高，故应尽量少吃。且甜菜热量较高，糖尿病患者应控制每日从食物中摄取的热量，科学进食。

口蘑

热量：100 千焦

GI：<15

每天适宜吃 50~70 克

控糖关键点：膳食纤维、维生素

口蘑含大量膳食纤维可以增加胰岛素受体的敏感性，防止餐后血糖急剧升高，延缓小肠对糖类和脂肪的吸收，促进胃排空，使餐后血糖保持稳定。

控糖吃法

口蘑可以炒食、炖食，也可以做汤，基本上能"适应"所有的烹饪方式，而且能保留营养物质，但糖尿病患者为了健康还是应采用清淡的做法。

对并发症的益处

常食口蘑有助于效低体内总胆固醇和甘油三酯的水平，这对于预防高血压、高脂血症等疾病有良好助益。

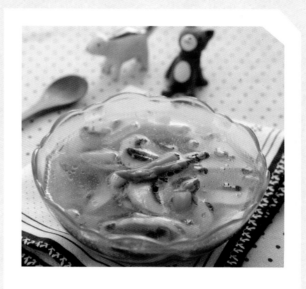

芦笋口蘑汤

原料：

芦笋、口蘑各 100 克，盐、葱末、姜末各适量。

做法：

1 芦笋洗净，切段；口蘑洗净，去蒂，切片。

2 锅中倒油烧热，放葱末、姜末爆香，放入芦笋段、口蘑片略炒。

3 倒入适量清水，中火煮 10 分钟，出锅前调入盐即可。

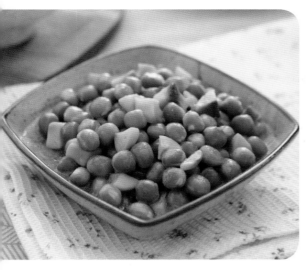

鲜蘑炒豌豆

原料：

口蘑 100 克，豌豆 200 克，高汤、盐各适量。

做法：

1 口蘑洗净，切成小丁；豌豆洗净。

2 油锅烧热，放入口蘑和豌豆翻炒。

3 加适量高汤将豌豆煮熟烂，出锅前加盐调味。可以当作主食食用。

口蘑烧豆腐

原料：

口蘑、冬笋各 50 克，豆腐 200 克，香菇 3 朵，蚝油、姜片、盐各适量。

做法：

1 口蘑洗净，切片；香菇洗净，切片；豆腐切块；冬笋去皮，洗净，切成片。

2 锅中倒油烧热，放入姜片爆香，放入豆腐块，小火煎至两面浅黄，盛出。

3 锅中再次倒入油烧热，放入口蘑、香菇、冬笋炒出香味，放入豆腐，翻炒片刻。

4 加入适量水，调入蚝油，小火炖煮 5 分钟，出锅前撒入盐，大火收汁。

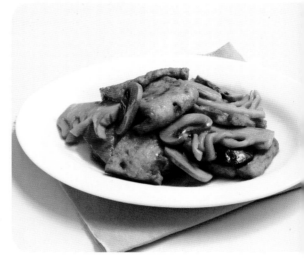

莴苣炒口蘑

原料：

口蘑 100 克，莴苣、胡萝卜各 50 克，盐适量。

做法：

1 莴苣去皮，切条；口蘑洗净，切片；胡萝卜洗净，切条。

2 油锅烧热，放入口蘑片、莴苣丝和胡萝卜片翻炒至断生。放一点水再煮 5 分钟，出锅前加盐调味即可。

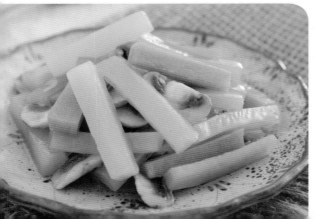

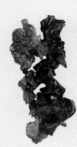

木耳

热量（水发木耳）：
113 千焦
GI：<15
每天适宜吃 50 克

控糖关键点：多糖、膳食纤维

木耳中含有的多糖对高血糖有防治作用，能改善葡萄糖耐受量，还能改善糖尿病"多饮"症状。

控糖吃法

木耳可单独食用，也可与其他蔬菜搭配食用。但需要注意，泡发时间不宜过长。

对并发症的益处

木耳多糖成分可明显降低体内胆固醇、胆固醇酯以及三酰甘油等，有改善高脂血症的作用，对高血压、高脂血症引起的糖尿病有一定预防作用。同时，也可预防糖尿病并发高脂血症。

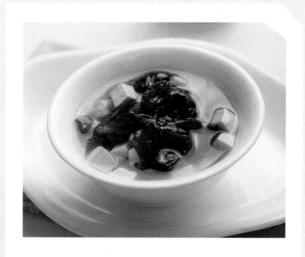

木耳烩豆腐

原料：

水发木耳 50 克，豆腐 100 克，盐、清汤各适量。

做法：

1 木耳洗净，撕成小朵；豆腐切丁。

2 锅中倒油烧热，放入木耳煸炒，加适量清汤。

3 烧沸后，加入豆腐丁，一起再炖煮 5 分钟，出锅前加盐调味即可。

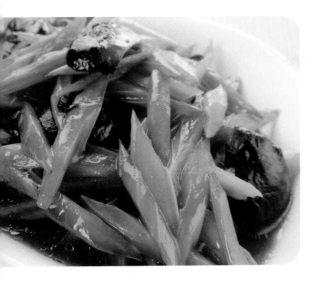

芹菜炒木耳

原料：

芹菜 100 克，水发木耳 50 克，盐、醋各适量。

做法：

1 木耳洗净，撕成朵；芹菜洗净切段。

2 锅中倒油烧热，放入芹菜段煸出香味，放入木耳翻炒 2 分钟。

3 加少许水和盐，出锅前放少许醋，大火收干汁即可。

莴苣炒木耳

原料：

莴苣、水发木耳各 50 克，鸡蛋 1 个，盐、葱花、姜末各适量。

做法：

1 木耳洗净，撕成小朵；莴苣去皮切片。

2 鸡蛋打散，油锅烧热后，倒入蛋液炒熟。

3 锅中倒油烧热，放入葱花、姜末翻炒，倒入木耳、莴苣翻炒，炒至木耳断生后，加入炒熟的鸡蛋，出锅前加盐调味即可。

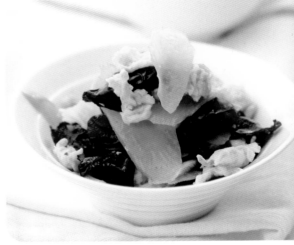

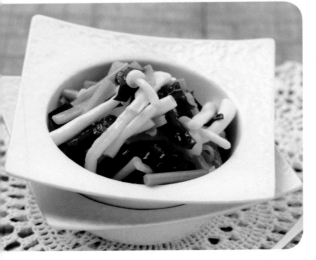

四色什锦

原料：

水发木耳、胡萝卜、金针菇各 50 克，香芹段、盐、葱花、姜末、醋各适量。

做法：

1 木耳洗净，撕成朵；胡萝卜洗净，切丝。

2 金针菇去老根，放入沸水中焯一下。

3 油锅烧热，放入葱花、姜末炒香，放入胡萝卜丝、木耳、金针菇、香芹段一起翻炒至断生，出锅前加盐调味。

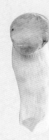

杏鲍菇

热量： 146 千焦

GI： <23

每天适宜吃
50~100 克

控糖关键点：多糖

多糖是菌菇类食物中的一种生物活性成分，对健康非常有益，能起到调节血糖的作用。

控糖吃法

杏鲍菇适合炒制、烹煮汤，尤其适合与其他菌菇类，如木耳、香菇、茶树菇等搭配制作菜肴。

对并发症的益处

杏鲍菇中的多糖成分，具有提高免疫力的作用，其与膳食纤维共同作用能够降低胆固醇，起到降血脂、预防动脉硬化的作用，常食对糖尿病患者预防并发心血管疾病有一定食疗效果。

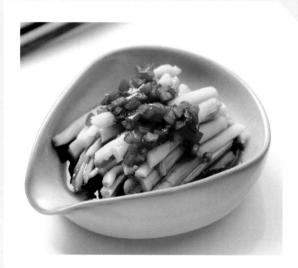

双椒杏鲍菇

原料：

杏鲍菇 200 克，青椒、红彩椒各 50 克，蒜末、醋、香油、盐各适量。

做法：

1 杏鲍菇洗净，放入锅中，大火蒸 10 分钟，取出晾凉，切成小条。

2 将青椒、红彩椒切成碎末，和蒜末、米醋、香油、盐调成调味汁。

3 将杏鲍菇均匀摆入盘中，淋上调味汁即可。

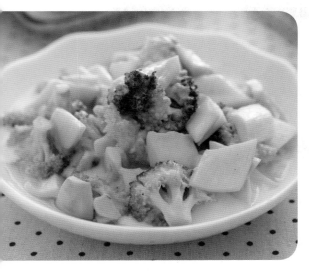

杏鲍菇炒西蓝花

原料：

杏鲍菇、西蓝花各 100 克，姜末、蒜末、盐各适量。

做法：

1 鲍菇洗净切片；西蓝花洗净，掰成朵。

2 将杏鲍菇和西蓝花放入热水锅中焯烫。

3 锅中放油，将姜末、蒜末爆香，放入杏鲍菇翻炒至断生。放入西兰花翻炒，出锅前加盐调味即可。

孜然杏鲍菇

原料：

杏鲍菇 200 克，孜然、盐各适量。

做法：

1 杏鲍菇冲洗干净切片，放入锅中干煸，直至出水，盛出。

2 锅中倒油烧热，放入杏鲍菇片、孜然翻炒出香味后，加盐调味即可。

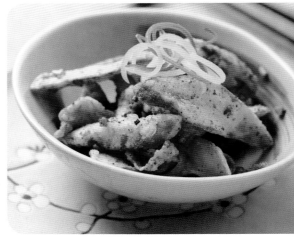

杏鲍菇沙拉

原料：

杏鲍菇 2 个，生菜、圣女果、芝麻沙拉酱、白醋、白芝麻、黑胡椒碎、盐各适量。

做法：

1 杏鲍菇洗净，切片，放入锅中加黑胡椒碎、盐，煎至金黄色时捞出。

2 生菜、圣女果分别洗净，生菜用手撕成小片，圣女果对切。备好食材装盘，倒入芝麻沙拉酱、白醋，撒上白芝麻、黑胡椒碎和盐，搅拌均匀即可。

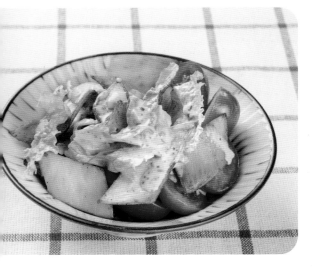

香菇

热量：109 千焦
GI：18
每天适宜吃 25~50 克

控糖关键点：多糖、蛋白质

香菇是一种高蛋白、低能量的菌类，含有丰富的多糖以及多种酶，能增强细胞免疫力，降低血压，对糖尿病、高血压都有益。

控糖吃法

鲜香菇可以炒食、做汤，也可以煮饭。

对并发症的益处

香菇富含维生素 C 和 B 族维生素，补充这两种营养素，有利于减缓糖尿病并发症的进程，并对糖尿病视网膜病变、肾病有辅助治疗的价值。香菇能调解内分泌系统紊乱，防止神经衰弱。

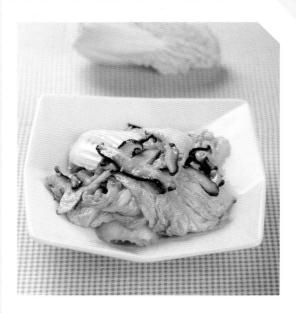

香菇娃娃菜

原料：

鲜香菇5朵，娃娃菜100克，蒜末、盐各适量。

做法：

1 香菇洗净，去蒂，切块；娃娃菜洗净，去根，切段。

2 油锅烧热，爆香蒜末和香菇块，然后放入娃娃菜翻炒。转小火，加适量水焖煮，然后加入盐调味即可。

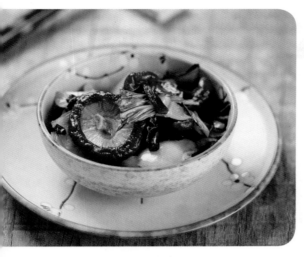

香菇油菜

原料：

油菜 250 克，香菇 100 克，盐适量。

做法：

1 油菜择洗干净，切段；香菇去蒂，洗净，切块。

2 油锅烧热，先放香菇快速翻炒，待香菇变软时，放入油菜。

3 翻炒至油菜变软，调入盐即可。

五香酿番茄

原料：

番茄 1 个，香菇、虾仁各 50 克，瘦肉馅、洋葱、豌豆各 30 克，香油、盐各适量。

做法：

1 虾仁、香菇、洋葱分别洗净，剁碎，与瘦肉馅混合，加香油和盐搅拌成馅。

2 番茄洗净，切去根蒂部分，开一个小口，把内瓤挖出。将挖出的内瓤与豌豆放入肉馅中拌匀。

3 将肉馅塞入番茄空腔，并用保鲜膜封口。蒸锅置大火上，放入番茄隔水蒸熟即可。

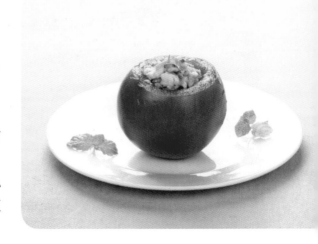

香菇薏米饭

原料：

薏米 30 克，豌豆 20 克，大米 50 克，干香菇 5 朵，盐适量。

做法：

1 薏米、大米、豌豆分别洗净；温水泡发香菇，去蒂，洗净，切丁。

2 将大米、薏米、豌豆、香菇和泡香菇的水倒入电饭煲中，加适量清水。启动"煮饭"程序即可。

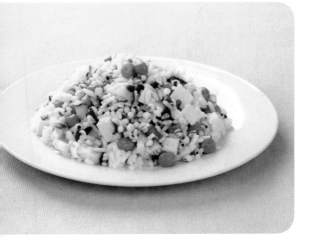

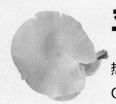

平菇

热量：84 千焦

GI：<15

每天适宜吃
50~100 克

控糖养生堂

糖尿病患者要小心"黎明现象"

"黎明现象"是指糖尿病患者在夜间血糖控制尚可且平稳，即无低血糖的情况下，但由于各种激素分泌不平衡引起的 3~9 点出现的高血糖状态。伴随着高血糖的出现，糖尿病患者还会有乏力、口渴、心慌等症状。糖尿病患者要小心"黎明现象"，就医时及时与医生沟通，确诊是否是"黎明现象"，并按照医嘱调整睡前用药。

控糖关键点：烟酸、膳食纤维、B 族维生素

平菇中含有维生素 B_1、维生素 B_2、烟酸以及膳食纤维和多种矿物质营养元素，在改善胰岛素敏感性的同时，还具有降压、降脂的功效，非常适合高血压、糖尿病以及肥胖者食用。

控糖吃法

平菇与芹菜搭配炒制或做汤食用，可以降压、降脂，对控制血糖很有好处。

对并发症的益处

平菇含有平菇素和酸性多糖体等生理活性物质，能抗氧化，对防治癌症有一定的食疗效果。此外，平菇还含有牛磺酸，有降压、防治心脑血管疾病的功效。

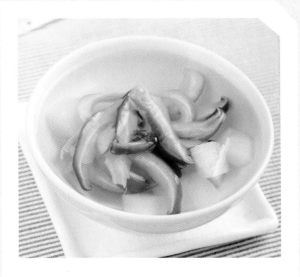

冬瓜平菇汤

原料：

平菇 100 克，冬瓜 200 克，香油、葱花、盐各适量。

做法：

1 冬瓜去皮、瓤，洗净，切片；平菇洗净，撕成条。

2 将冬瓜片、平菇条放入锅中，倒入适量水煮沸。

3 转小火再煮 20 分钟，加葱花、香油、盐调味即可。

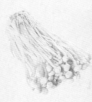

金针菇

热量：134 千焦

GI：29

每天适宜吃 25~50 克

控糖关键点：锌

金针菇中含有较多的锌，锌能改善胰岛素敏感性，进而调节血糖，起到降糖作用。

控糖吃法

金针菇煮汤或炒食皆可，而且能最大限度保留其营养。金针菇与猪肉搭配煮汤食用，适合因糖尿病而导致的体质虚弱，有补中益气的效果。

对并发症的益处

金针菇营养丰富，包括蛋白质、多种维生素、微量元素等，能促进新陈代谢，利于食物中营养素的吸收和利用。

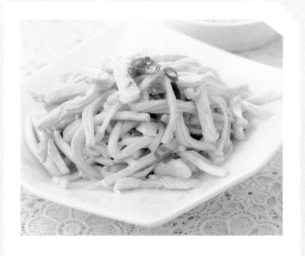

拌金针菇

原料：

金针菇 100 克，鸡肉 50 克，白醋、姜丝、香油、盐各适量。

做法：

1 金针菇去蒂，撕开，放入沸水中焯 2 分钟，捞出，挤干水分。

2 鸡肉洗净，放入加了盐、姜丝的沸水中煮熟，捞出，晾凉，撕成丝。将金针菇、鸡肉丝放入碗中，调入调料拌匀即可。

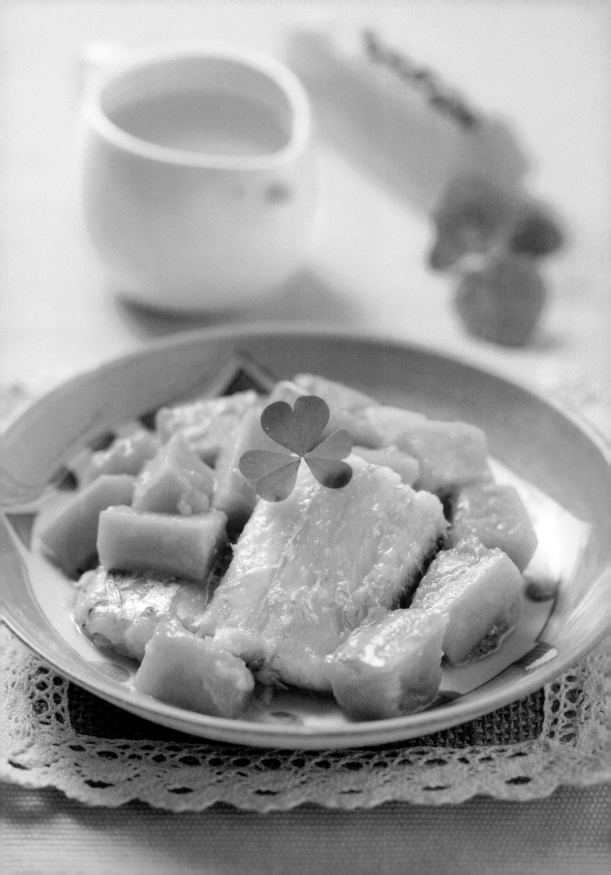

水果类

　　提起水果，很多糖尿病患者担心水果中的高糖会引起血糖波动，影响控制血糖水平。其实，水果含有丰富的营养，是糖尿病患者饮食结构中不可或缺的组成部分，只要安排合理，选择低 GI 值的水果，糖尿病患者也可以正常吃水果。

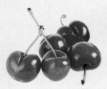

樱桃

热量：192 千焦
GI：22

每天适宜吃 10 颗

控糖关键点：维生素 C、花青素苷

樱桃中含有丰富的维生素 C，可以与体内的维生素 E、矿物质协同作用，改善胰岛素抵抗情况。它还含有丰富的花青素苷，花青素苷是一种抗氧化剂，能改善血管壁弹性，控制糖尿病并发症的发生。

控糖吃法

水果最好的食用方法是洗净后直接吃，能最大限度保留水果中的营养。其次为榨汁饮用，也可以较好地保持营养。

对并发症的益处

樱桃含有的丰富的花青素、花色素及维生素等，可以促进血液循环，对糖尿病导致的水肿、疼痛有一定辅助缓解作用。

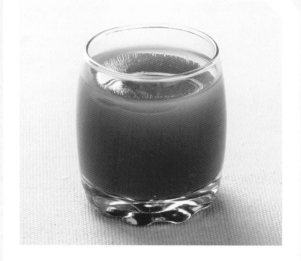

樱桃草莓汁

原料：

樱桃、草莓各 50 克，纯净水 100 毫升。

做法：

1 樱桃洗净，去核；草莓洗净，去蒂。

2 将樱桃、草莓与纯净水一起放入料理机中，启动"果汁"程序即可。

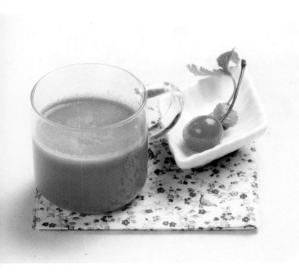

樱桃奶昔

原料：

樱桃 50 克，牛奶 200 毫升。

做法：

1 牛奶取出一半，放入保鲜袋中系紧，放入冷冻层冻一下，冻到刚有冰碴，但没冻实取出。

2 樱桃洗净，去核。

3 将樱桃、牛奶以及冻奶一起放入料理机中，启动"果汁"程序。

银耳炖樱桃

原料：

银耳 30 克，樱桃 50 克。

做法：

1 银耳泡发，洗净，放入锅中，煮至黏软。

2 樱桃洗净，放入锅中，煮沸。

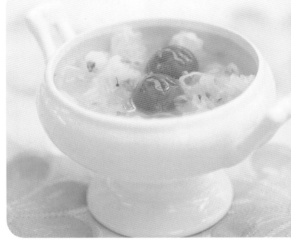

樱桃柚子汁

原料：

樱桃 50 克，柚子 100 克。

做法：

1 樱桃洗净，去核；柚子去皮，剥去筋膜，取肉，掰成小块。

2 将樱桃、柚子一起放入料理机中，榨成果汁即可。

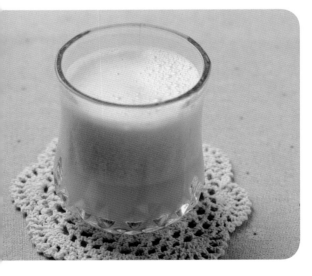

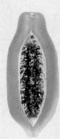

木瓜

热量：125 千焦
GI：25
每天适宜吃
50~100 克

控糖养生堂

吃水果的时间

糖尿病患者最好在两餐之间，在饥饿时或者体力活动之后，把水果当作加餐或者营养的补充食用。不提倡餐前或者饭后立即吃水果，以免一次性摄入过多糖，致使餐后血糖升高。另外需要注意的是，水果一次性不宜摄入过多，以 100 克左右为宜。一般一个中等大小的梨或者苹果有 200 克左右，可分次吃完或者与家人分食。

控糖关键点：维生素 C、类胡萝卜素、蛋白酶

木瓜中含有丰富的维生素 C 和类胡萝卜素，可以改善胰岛素敏感性；同时它所含的蛋白酶可以弥补胰腺和肠道消化液分泌，促进蛋白消化、分解，对糖尿病患者消化吸收食物及控制血糖有益。

控糖吃法

木瓜生吃能使木瓜中的番木瓜碱和蛋白酶较好地保留下来，营养效果最好。

对并发症的益处

木瓜含有较多的可溶性膳食纤维，有助于糖尿病患者保持大便通畅；木瓜还含有木瓜蛋白酶，也有一定的助消化功能。

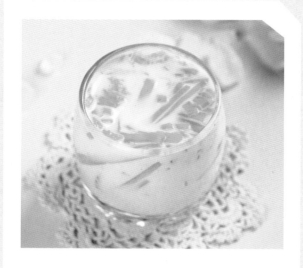

木瓜牛奶饮

原料：

木瓜 100 克，鲜牛奶 250 毫升。

做法：

1 木瓜洗净，去皮去子，切成细丝。木瓜丝放入锅内，加适量水，水没过木瓜即可。

2 大火熬煮至木瓜熟烂。

3 加入牛奶，再煮至汤微沸即可。

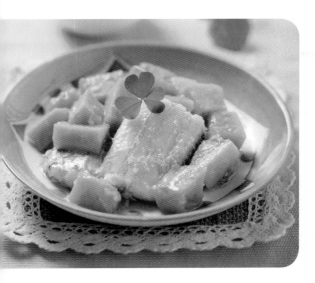

木瓜炖带鱼

原料：

木瓜 200 克，带鱼 300 克，葱段、姜片、醋、盐、酱油、料酒各适量。

做法：

1 木瓜洗净，去皮，切成块。

2 将带鱼去鳞、去内脏，洗净，切成段。

3 锅中放油，煎带鱼段至微黄，放葱段、姜片炝锅，调入醋、盐、酱油、料酒，再加适量清水，放入木瓜块，一同烧至带鱼熟透即可。

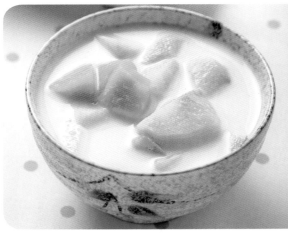

鲜奶炖木瓜雪梨

原料：

木瓜、雪梨各 50 克，鲜牛奶 250 毫升。

做法：

1 雪梨、木瓜分别用水洗净、去皮、去核、切块。

2 将雪梨、木瓜放入炖盅内，加入鲜牛奶和适量清水，先用大火烧开。

3 再改用小火炖至雪梨、木瓜软烂即可。

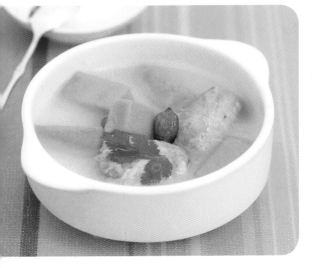

木瓜花生排骨汤

原料：

木瓜 50 克，花生仁 30 克，猪排骨 100 克，盐适量。

做法：

1 木瓜去皮、去子，洗净，切块。

2 排骨洗净，冷水入锅焯一下，捞出，冲洗掉血沫。将猪排骨与花生仁、木瓜块一同放入锅中，加足量水，煲至猪排骨熟透，加盐调味即可。

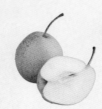

梨

热量：213 千焦

GI：36

每天适宜吃 100 克

控糖养生堂

少量吃的量是指多少

糖尿病患者需要控制碳水化合物的总摄入量。因为每种食物中所含碳水化合物并不相同，有些差异较大。所以"少量"所指的量并不能一概而论。比如，普通水果中含糖量为 8%~12%，这类水果少量吃，每天摄入 150~200 克一般来说都是可以的。如果血糖控制不错，想多吃一点儿水果，则应适当减少主食的摄入量。

控糖关键点：膳食纤维

梨的升糖指数相对较低，含有丰富的膳食纤维，可以改善糖尿病患者胰岛素敏感性，有助于帮助糖尿病患者控制血糖。

控糖吃法

梨有很多种类，每一种含糖量略有不同。同时，梨中的膳食纤维大部分存在于果皮中，最好不要削皮食用。

对并发症的益处

梨中含有丰富的水分，每天定量食用，有助于缓解糖尿病"多饮"症状。梨煮水或者隔水蒸熟食用，有一定的止咳效果。所以糖尿病患者在春秋季节，可以适当食用，有助于润肺止咳。

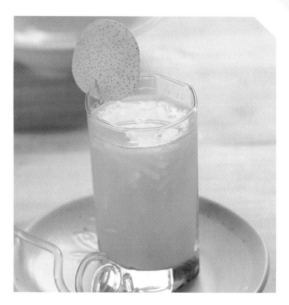

梨水

原料：

梨 100 克。

做法：

1 梨洗净，从中间切开，取一半，去核。

2 将梨切块，加 200 毫升清水，放入锅中，大火煮开。

3 小火焖煮 10 分钟，晾凉，倒入杯中。

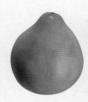

柚子

热量：175 千焦

GI：25

每天适宜吃 100 克

控糖关键点：维生素 C 镁、钾

　　柚子低脂低热，含糖量适宜，含有丰富的维生素 C 以及镁、钾等矿物质，可以改善胰岛素敏感性。

控糖吃法

　　宜直接吃柚子肉，也可以煮成柚子茶喝。

对并发症的益处

　　柚子中所含维生素 C 是强抗氧化剂，能够清除体内的自由基，预防糖尿病神经病变和血管病变的发生、发展，还能够预防糖尿病患者发生感染性疾病。柚子中含有的丰富的钾，有助于预防心脑血管疾病。

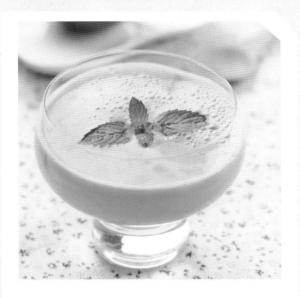

番茄柚子汁

原料：

番茄、柚子各 100 克。

做法：

1 番茄洗净，在表面切一个小口，用开水烫一下，剥去表皮，切成小块。

2 柚子去皮，取肉去子，切成小块。

3 将番茄块和柚子块放入榨汁机，加适量水，榨汁即可。

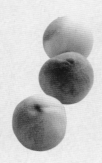

桃

热量：175 千焦
GI：28
每天适宜吃
100~150 克

控糖关键点：维生素C、B 族维生素

桃中含有丰富的膳食纤维、维生素 C 以及 B 族维生素，可改善胰岛素抵抗情况。

控糖吃法

桃最好是洗净直接食用，能最大限度保留桃中所含的营养。其次为榨汁饮用。因桃子的果皮中含有丰富的维生素和膳食纤维，吃桃时不宜去皮。

对并发症的益处

桃中含有的丰富维生素有保持细胞活力、促进皮肤伤口愈合的作用，对糖尿病患者的小伤口恢复、痊愈有一定的好处。

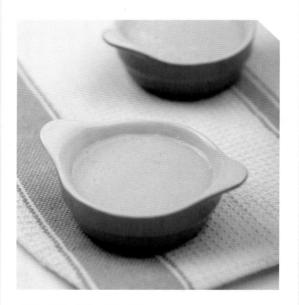

桃子优酪乳

原料：

桃 100 克，无糖优酪乳 150 毫升，盐适量。

做法：

1 桃用盐水搓洗，冲洗干净。

2 将洗净的桃子去核，切块，放入优酪乳中。

3 放入料理机中高速搅打片刻即可。

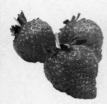

草莓

热量：134 千焦

GI：40

每天适宜吃 50~80 克

外出就餐需注意

尽量在外出就餐前先吃一些低脂低热量食物，如番茄、黄瓜、牛奶、坚果等，以避免因为过于饥饿导致低血糖或者在就餐时摄入过多食物；在就餐时尽量多吃绿叶蔬菜，因为绿叶蔬菜热量含量较低，而且餐馆为了保持绿叶蔬菜的观感，往往会采取大火快炒方式，会最大程度保留营养。

控糖关键点：花青素

草莓中含有丰富的花青素等强抗氧化剂成分，可以有效保持细胞活力，提高免疫力，是糖尿病患者的理想水果。

控糖吃法

草莓洗净直接食用最佳，也可以榨汁，可以与柚子、樱桃、梨、番茄、芹菜、黄瓜等自由搭配榨汁饮用。

对并发症的益处

草莓所含的膳食纤维和果胶有润肠通便、降低血压和胆固醇的功效；所含胡萝卜素能转化为维生素 A，有养肝明目的作用，对预防糖尿病导致的眼底病变有一定益处。此外，草莓对动脉粥样硬化有一定的防治功效。

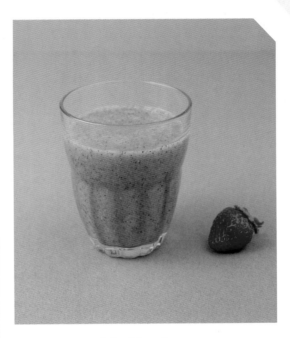

火龙果草莓汁

原料：

火龙果、草莓各 50 克。

做法：

1 草莓去蒂，洗净，切成小块。

2 火龙果去皮，切成小块。将草莓块、火龙果块倒入料理机中，加适量水榨汁即可。

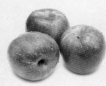

苹果

热量：222 千焦

GI：36

每天适宜吃
100~150 克

控糖养生堂

糖尿病患者应控制盐摄入

一般情况下，普通糖尿病患者每日食盐少于 6 克，若伴有高血压，则每日少于 5 克，若伴有心肾功能不全，则应少于 2 克。我国北方居民口味较重，每天摄入较多酱油、酱、酱菜，这些都是含盐量很高的食品，也包含在食盐摄入量内。为了健康，必须改变这种"口重"的习惯。

控糖关键点：膳食纤维

苹果中含有丰富的可溶性膳食纤维，不仅可以改善胰岛素敏感性，还可以促进胃肠蠕动，加速体内有毒物质排出，有助于控制血糖及预防高血压、高脂血症的风险。

控糖吃法

苹果可以直接食用，最好带皮食用，也可以与其他蔬果，如芹菜、黄瓜、番茄、胡萝卜等榨汁饮用。

对并发症的益处

苹果含有较多的钾和钠，对高血压患者很有好处，而且能使血液中胆固醇降低，减少冠心病的发生。苹果中含有大量维生素、苹果酸，能促使积存于人体内的脂肪分解。

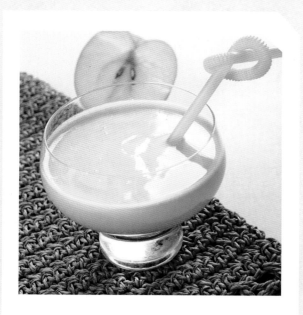

苹果燕麦饮

原料：

苹果 100 克，燕麦片 25 克，核桃仁 10 克，牛奶 200 毫升。

做法：

1 苹果洗净，去核，切小块；核桃仁掰碎。

2 将苹果块、燕麦片、核桃仁碎放入料理机中，倒入牛奶，搅打成汁即可。

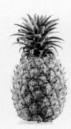

菠萝

热量：120 千焦
GI：66
每天适宜吃 30 克

控糖关键点：膳食纤维

菠萝含有丰富的膳食纤维，可以促进排便，降低血糖水平，减少糖尿病患者对胰岛素和药物的依赖性，并可增加饱腹感，有利于减肥。

控糖吃法

菠萝除一般的去皮、直接食用的方法之外，还可以榨汁，以凉开水调服，代茶饮。对口干、口渴、排尿混浊的糖尿病患者很有效果。

对并发症的益处

菠萝中所含的糖、盐及酶具有消肿利尿的功效，对于糖尿病合并肾病的患者来说，适当进食菠萝好处多多。

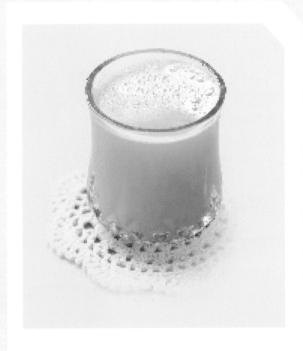

菠萝芹菜汁

原料：

菠萝 30 克，芹菜 20 克。

做法：

1 芹菜择洗干净，切段；菠萝去皮，切块。

2 将所有材料放入料理机中，加适量水，搅打均匀即可。

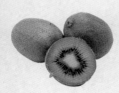

猕猴桃

热量：255 千焦

GI：52

每天适宜吃 50 克

控糖养生堂

糖尿病患者一定不要限制饮水

糖尿病患者喝水多是因为血糖浓度高，以及体内水分丢失多，多喝水是身体的一种自我保护，这样可以使糖分从尿中排出。如果患者控制饮水量，会使血液浓缩，血糖和血黏度过高，对身体非常不利。和正常人一样，糖尿病患者最好在早晨起床后先空腹喝一杯水，可降低血液黏稠度，增加循环血容量。

控糖关键点：糖醇类物质、维生素 C

　　猕猴桃中含有天然糖醇类物质，适量食用对调节糖代谢很有好处。猕猴桃含有维生素 C 等多种维生素，热量低，营养全面，属于膳食纤维丰富的低脂肪食物，是糖尿病患者较为理想的水果。

控糖吃法

　　猕猴桃可以直接食用，也可以与其他蔬果，如芹菜、黄瓜、番茄、桃、柚子、梨等榨汁饮用。

对并发症的益处

　　猕猴桃富含精氨酸，能有效地改善血液流动，阻止血栓形成，对糖尿病并发心血管疾病有一定的预防效果。

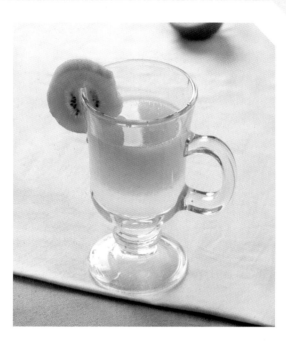

杨桃猕猴桃汁

原料：

猕猴桃 100 克，杨桃 50 克。

做法：

1 猕猴桃洗净，去皮，切块；杨桃洗净，切块。

2 将猕猴桃块、杨桃块放入料理机中，加水榨汁即可。

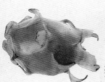

火龙果

热量：213 千焦

GI：25

每天适宜吃 50 克

控糖关键点：膳食纤维、烟酸

火龙果具有高纤维、低糖分、低热量的特性，而且含有丰富的可溶性膳食纤维，以及烟酸、维生素 B_2、多种营养成分，能改善胰岛素敏感性，适量食用对糖尿病有好处。

控糖吃法

火龙果可以直接食用，也可以与其他蔬果榨汁饮用。

对并发症的益处

火龙果含有一般植物少有的植物性白蛋白，白蛋白对重金属中毒具有解毒的功效并且能够保护胃壁。此外，火龙果中含有丰富的水分，而且水分极易被结肠吸收，可以改善便秘。

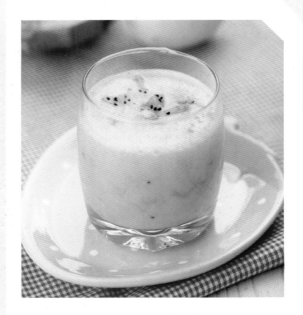

火龙果柠檬汁

原料：

火龙果 100 克，柠檬半个。

做法：

1 火龙果去皮，切成小块。

2 柠檬去皮，去子，切成片。

3 柠檬片、火龙果块放入料理机中，加适量水榨汁即可。

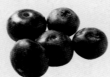

蓝莓

热量：238 千焦

GI：34

每天适宜吃 100 克

控糖养生堂

掌握烹调技巧，降低血糖指数

对于 GI 有一定了解的人都知道，不同的食物，即便含有同等量的碳水化合物，其升血糖的能力也是不一样的。这主要是因为食物中其他成分的影响，如膳食纤维、蛋白质、脂肪等。同样的食物，不同的加工方法，也会有不同 GI。比如，同样两个土豆，烤土豆的 GI 值为 60，而土豆泥的 GI 值则为 73；同样的即食大米，煮 1 分钟的 GI 值为 46，而煮 6 分钟则为 87。

控糖关键点：花青素、维生素

蓝莓含有丰富的花青素、维生素 C、维生素 E、维生素 A、B 族维生素、维生素 K 以及膳食纤维和钙等多种可改善胰岛素敏感性的营养物质，是非常健康的食物。而且蓝莓血糖生成指数及升糖负荷都较低，适合糖尿病患者食用。

控糖吃法

蓝莓直接食用可最大程度保留营养，其次为榨汁饮用。

对并发症的益处

研究证明多酚类物质可以有效预防 2 型糖尿病，而蓝莓中含有多种多酚类物质，具有良好的营养功能和抗氧化活性，适合糖尿病前期者食用。

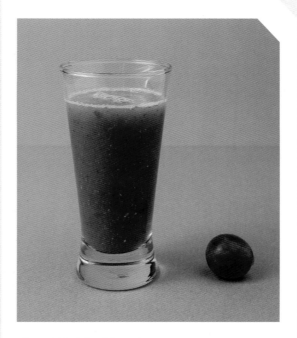

蓝莓葡萄汁

原料：

蓝莓 50 克，葡萄 75 克，盐适量。

做法：

1 蓝莓洗净，用盐水浸泡 5 分钟，洗净，捞出。

2 葡萄洗净。

3 将蓝莓和葡萄一起放入料理机，榨成汁即可。

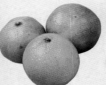

橘子

热量：218 千焦

GI：43

每天适宜吃
50~100 克

糖尿病患者如何保证良好睡眠

首先要限制白天睡眠时间。中午可小睡一会儿，年轻的糖尿病患者尽量避免在白天睡觉。其次，要养成良好的睡眠习惯，按时入睡、早睡，避免熬夜或者在睡前躺在床上看手机等不良习惯。入睡前营造良好的睡眠氛围，放点轻柔的音乐，让自己能舒服入眠。

控糖关键点：维生素C、类胡萝卜素

橘子中的维生素 C 可以维持胰岛素的功能，促进组织对葡萄糖的利用。还富含类胡萝卜素，能降低患动脉硬化的危险，增强免疫力。

控糖吃法

橘子直接食用可最大程度保留营养，其次为榨汁饮用；也可以与芹菜、菠菜等绿叶蔬菜搭配榨汁，作为加餐饮用。

对并发症的益处

吃橘子时，不要将橘瓣外的白色经络扯去，橘络中含有一种名为"芦丁"的营养素，能使血管保持正常弹性和密度，预防高血压患者发生脑出血及糖尿病患者发生视网膜出血。

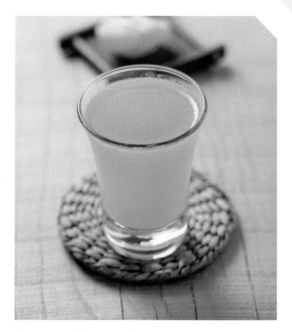

橘子苹果汁

原料：

橘子、苹果各 50 克，陈皮少许。

做法：

1 橘子去皮子，掰成瓣；苹果洗净，去核，切成块。

2 将橘子、苹果、陈皮与适量纯净水一起放入料理机中，启动"果汁"程序即可。

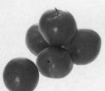

李子

热量：159 千焦

GI：24

每天适宜吃
50~100 克

控糖关键点：钾、钙、膳食纤维

李子中含有丰富的钾、钙等矿物质元素，有助于改善胰岛素敏感性；同时其所含的膳食纤维能够促进胃肠蠕动，有一定的降脂作用，对预防糖尿病有益。

控糖吃法

李子最好直接食用，需要注意的是，李子含有大量的果酸，多食以后胃肠会有不适感，所以不宜多吃。

对并发症的益处

李子血糖生成指数低，还含有番茄红素，能帮助减轻由体内过氧化物引起的对淋巴细胞的损害，并预防动脉粥样硬化。

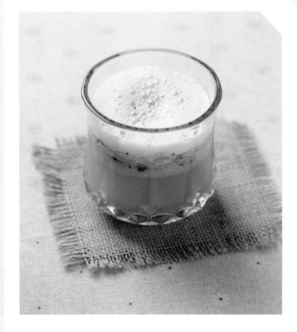

李子汁

原料：

李子 100 克，纯净水 200 毫升，盐适量。

做法：

1 李子放入盐水里浸泡 15 分钟，冲洗干净。

2 将李子去核，切成小块，放入料理机中榨汁即可。

番石榴

热量：222 千焦

GI：31

每天适宜吃
50~100 克

糖尿病患者宜多吃对心脑血管有益的食物

在糖尿病的所有并发症中，心脑血管疾病是重要威胁，而且对糖尿病患者危害极大，所以医生在给糖尿病患者制订治疗计划时，一般也会将预防心脑血管疾病视作重要目标。糖尿病患者在日常生活中要多吃对心脑血管有益的食物，可以起到一定的预防作用。深色蔬菜，如番茄、洋葱、茄子、玉米、绿叶菜对心脑血管有益，糖尿病患者可适当多食。

控糖关键点：铬

番石榴含有丰富的铬，铬是人体必需的微量元素，在正常的糖代谢和脂肪代谢中具有重要作用，补充铬能改善糖尿病患者和糖耐量异常者的葡萄糖耐量，降低血糖、血脂、增强胰岛素的敏感性。

控糖吃法

番石榴直接食用可最大程度保留营养，其次为榨汁饮用。也可以与其他蔬果，如黄瓜、番茄以及草莓、樱桃等搭配榨汁饮用，可以补充丰富的维生素 C。

对并发症的益处

维生素 C 可影响胰岛素分泌，提高机体对胰岛素的敏感性。番石榴含有丰富的维生素 C，可作为糖尿病患者很好的维生素 C 来源。

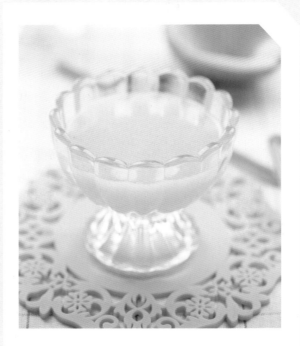

番石榴汁

原料：

番石榴 1 个，纯净水适量。

做法：

1 番石榴去皮，切小块。

2 将番石榴块与适量纯净水一起放入料理机中，榨汁即可。

糖尿病患者宜少吃这些水果

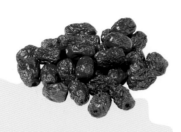

西瓜

西瓜是夏季最受欢迎的水果之一，但糖尿病患者还是宜少吃。因为西瓜是典型的高 GI 食物，其 GI 高达 72。这是由于西瓜含糖量较高，且糖多为可对血糖水平影响较大的蔗糖的缘故。

大枣

大枣的 GI 非常高，达到了 103，在进食后会快速影响血糖水平，导致血糖水平增高，对糖尿病患者稳定血糖非常不利，所以应少吃。

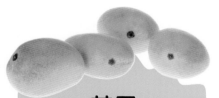

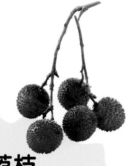

芒果

芒果的含糖量也较高，GI 为 55，是中 GI 水果，其升糖负荷为 4.6，其碳水化合物含量在水果中也是较高的，所以糖尿病患者可适当少吃，但不可多食，以免快速升高血糖水平。

荔枝

荔枝中含丰富的葡萄糖、果糖、蔗糖，其葡萄糖含量占糖总量的 66%，能快速影响血糖水平。而且荔枝性温热，极易助热上火，会加重糖尿病患者的内热症状，糖尿病患者应少吃。

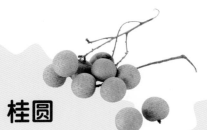

桂圆

桂圆肉中总糖为 12.38%~22.55%，还原糖 3.85%~10.16%，含糖量很高，不适合糖尿病患者食用。桂圆肉性质温热，易助热上火，加重糖尿病患者阴虚火旺的症状。

无花果

无花果中碳水化合物含量 16%，属于含量较高的水果。口感也很甜，对血糖的影响较大，所以糖尿病患者最好少吃无花果。

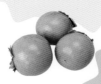

柿子

柿子中碳水化合物含量为 18%~20%，属于高糖水果。糖尿病患者最好避免吃柿子。应特别注意，柿饼中碳水化合物含量约为 63%。

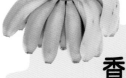

香蕉

香蕉含糖量高，主要含葡萄糖和果糖，它们均为单糖，单糖在肠道中被吸收速度最快，摄入后血糖会迅速升高。糖尿病肾病并发症的患者，肾脏排泄钾的能力下降，而香蕉含钾丰富，食后会加重病情。

各种果干

各种水果在干燥过程中都丢失了大量的水分，在相同质量下，其中的含糖量会大大增加，而且由于果干体积比水果小很多，会不知不觉增加摄入量，不利于血糖控制。

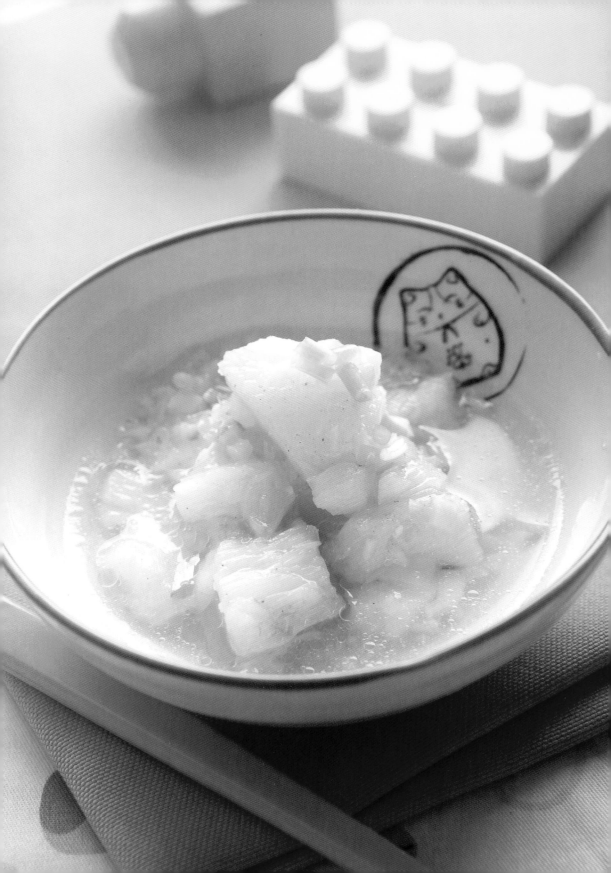

第五章

水产类

　　水产类食物中所含的蛋白质为优质蛋白质，对于糖尿病患者来说，吃鱼肉、贝壳类食物中的蛋白质更容易被身体吸收，水产类食物一般脂肪含量低，且其中含有的脂肪酸多为不饱和脂肪酸，对糖尿病患者身体更为有益。

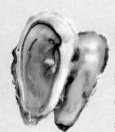

牡蛎

热量： 305 千焦
GI： 40
每天适宜吃 50 克

控糖关键点：锌、牛磺酸

牡蛎富含锌，锌可以改善胰岛素抵抗情况，进而有助于糖尿病患者稳定血糖。牡蛎中还含有丰富的牛磺酸，可与胰岛素受体结合，促进细胞摄取和利用葡萄糖，加速糖酵解，降低血糖浓度。

控糖吃法

很多人喜欢生食牡蛎，觉得非常鲜美，但如果担心食品卫生不能保证的话，可以烤熟食用，或者煮粥、做汤食用。

对并发症的益处

牡蛎中含有的牛磺酸可抑制血小板凝集，有降脂、保持人体血压平稳和预防动脉硬化的作用，对心肌细胞也有保护作用。

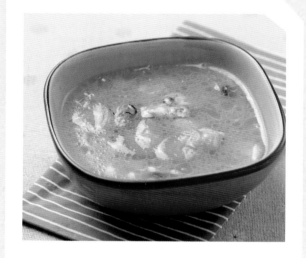

牡蛎丝瓜汤

原料：

牡蛎肉 50 克，丝瓜 100 克，盐、清汤、葱花、姜丝各适量。

做法：

1 牡蛎肉洗净；丝瓜去皮洗净，切成片。

2 油锅烧热，放入葱花、姜丝爆香，放入牡蛎肉翻炒两下，加清汤大火烧沸。

3 放入丝瓜片，再次煮滚，出锅前加盐调味即可。

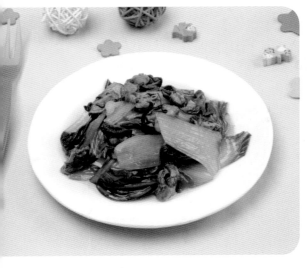

牡蛎油菜

原料：

牡蛎 3 个，油菜 100 克，盐适量。

做法：

1 牡蛎肉洗净，切成块；油菜洗净，切成段。

2 锅中放油，油烧热后放入牡蛎肉快速翻炒，炒至牡蛎断生。

3 将油菜段放入，再与牡蛎肉一起翻炒 2 分钟，出锅前加盐调味即可。

牡蛎豆腐汤

原料：

牡蛎肉 50 克，豆腐 80 克，姜丝、料酒、蒜片、胡椒粉、盐各适量。

做法：

1 牡蛎肉洗净，用姜丝、料酒腌制 10 分钟；豆腐切块。

2 锅中倒油烧热，放入蒜片爆香，加入水、豆腐、牡蛎肉煮沸。转中火煮 10 分钟。

3 出锅前放入胡椒粉、盐调味即可。

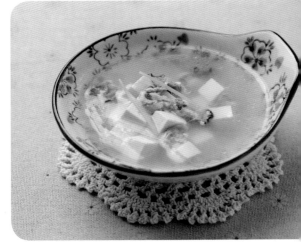

牡蛎煎蛋

原料：

牡蛎肉 50 克，鸡蛋 2 个，盐适量。

做法：

1 牡蛎肉洗净；鸡蛋打散，放入牡蛎肉搅匀，撒入盐。

2 锅中倒油烧热，放入蛋液小火慢煎至成型时，翻面。煎至两面金黄即可。

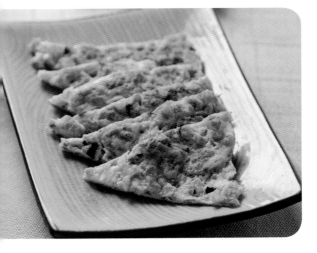

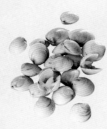

蛤蜊

热量：259 千焦
GI：40
每天适宜吃 30~50 克

控糖关键点：维生素 A、钙、锌、牛磺酸

蛤蜊中含有维生素 A、B 族维生素、钙、锌、牛磺酸等，不仅可以改善胰岛素敏感性，还可以保护血管、心肌细胞，在一定程度上保护心血管健康，预防糖尿病并发症的发生。

控糖吃法

蛤蜊肉可蒸食、煮食，或者与其他菜蔬搭配做汤食用，都非常适合糖尿病患者。

对并发症的益处

蛤蜊中含有丰富的牛磺酸物质，其能促进垂体激素分泌，活化胰腺功能，从而改善机体内分泌系统的状态，对机体代谢以有益的调节，并具有促进机体免疫力的增强和抗疲劳的作用。

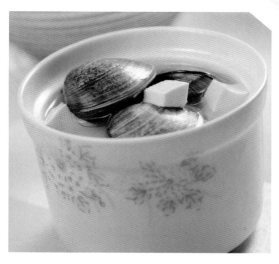

蛤蜊豆腐汤

原料：

蛤蜊 100 克，豆腐 80 克，姜片、盐、香油各适量。

做法：

1 在清水中滴入少许的香油，将蛤蜊放入，让蛤蜊彻底吐净泥沙，冲洗干净，备用。

2 豆腐切成丁。

3 锅中放水、盐和姜片煮沸，把蛤蜊和豆腐丁一同放入，煮至蛤蜊张开壳即可。

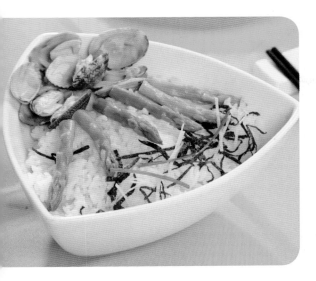

芦笋蛤蜊饭

原料：

蛤蜊 100 克，芦笋 150 克，海苔丝、姜丝、大米、红酒、醋、白糖、盐各适量。

做法：

1 蛤蜊泡水，吐净泥沙后，用清水煮熟，去掉外壳；芦笋洗净切段；大米洗净。

2 将大米放入电饭煲中，加适量清水，用海苔丝、姜丝、红酒、醋、白糖、盐拌匀，再把芦笋铺在上面一起煮熟。

3 将煮熟的米饭盛出，放入蛤蜊肉即可。

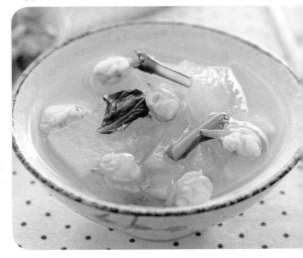

蛤蜊冬瓜汤

原料：

蛤蜊 100 克，冬瓜 200 克，青菜段、姜片、盐各适量。

做法：

1 蛤蜊浸泡在清水中，吐沙洗净；冬瓜去皮，洗净，切片。

2 将蛤蜊、冬瓜片和姜片放入砂锅中，加入清水，大火煮沸后转小火煲 10 分钟。

3 出锅前倒入青菜段，并加入盐调味即可。

蛤蜊蒸蛋

原料：

蛤蜊 100 克，鸡蛋 2 个，姜丝、料酒、酱油各适量。

做法：

1 蛤蜊浸泡在清水中，吐沙洗净，取出蛤蜊肉放少许姜丝、料酒去腥。

2 鸡蛋打散，放入蛤蜊肉，拌匀，放入蒸锅中，开水入锅，蒸 10 分钟。

3 取出，滴少许酱油即可。

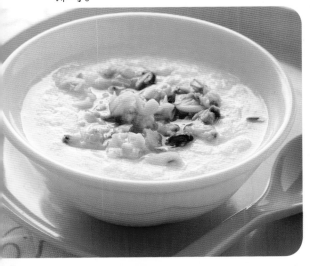

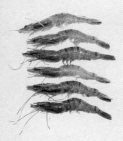

虾

热量：339 千焦
GI：40
每天适宜吃
50~100 克

控糖关键点：锌、磷、维生素

虾中含有大量的锌、磷、维生素等，能参与胰岛素的合成、分泌、贮存、降解，可以提高胰岛素的敏感性，有助于帮助糖尿病患者控制血糖水平。

控糖吃法

虾有很多种食用方法，只要不进行高油烹制，都是适合糖尿病患者的。可以与其他蔬菜搭配炒制食用，也可以做汤食用。

对并发症的益处

虾中含有丰富的镁，镁对心脏活动具有重要的调节作用，能很好地保护心血管系统，可减少血液中胆固醇含量，对动脉硬化也有一定的预防作用。

控糖养生堂

糖尿病患者吃海鲜要注意

海鲜虽然含有丰富的优质蛋白，可以补充营养，有助于糖尿病患者补充体力，降低胆固醇，但也不可任意食用，要注意以下几点：海鲜过敏的糖尿病患者不能吃；不要一次性吃大量海鲜，或者仅吃海鲜，而不吃其他类食物，因为海鲜虽然味美，但钠含量、胆固醇含量相对较高，不利于健康；鱿鱼、蟹黄等海鲜胆固醇含量很高要少吃。

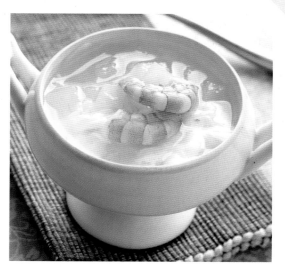

鲜虾冬瓜汤

原料：

鲜虾 100 克，冬瓜 150 克，姜丝、葱末、盐各适量。

做法：

1 将鲜虾去须及足，洗净，加入少许盐拌匀，腌制 10 分钟。冬瓜去皮、去瓤，洗净，切成块。

2 锅中倒油烧热，下姜丝、葱末爆香，再倒入鲜虾翻炒几下，加适量清水煮汤。待汤煮沸后，放入冬瓜片、盐，煮至虾、冬瓜片熟透即可。

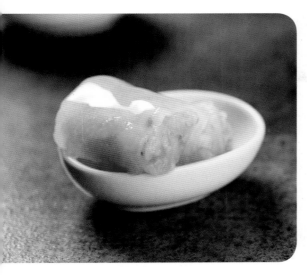

玉米香菇虾肉饺

原料：

鲜虾、鸡肉、猪肉各 50 克，饺子皮 20 个，香菇、玉米粒、胡萝卜各 100 克，盐适量。

做法：

1 鲜虾洗净剁成粒；胡萝卜去皮，洗净，切小丁；香菇洗净，切丁；玉米粒洗净。

2 猪肉、鸡肉洗净，剁成肉馅，并加入虾肉粒、胡萝卜、香菇、嫩玉米粒，调入少许油，加盐调成馅料。

3 饺子皮包上馅，下入开水锅中煮熟即可。

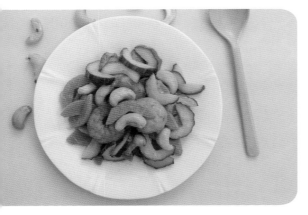

冬瓜鲜虾卷

原料：

鲜虾 100 克，冬瓜 200 克，香菇、胡萝卜、芹菜各 50 克，盐适量。

做法：

1 鲜虾洗净去虾线，剁成蓉；冬瓜去皮、瓤，洗净，切薄片；香菇、芹菜、胡萝卜分别洗净切条。

2 将冬瓜片用开水烫软，将胡萝卜条、芹菜条、香菇条分别在沸水中烫熟。

3 将除冬瓜外的全部材料包入冬瓜片内卷成卷，刷上油，上笼蒸熟即可。

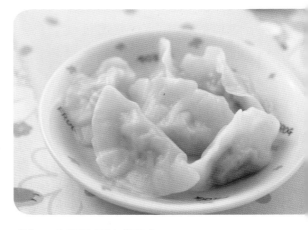

黄瓜腰果虾仁

原料：

虾仁 100 克，黄瓜、胡萝卜各 50 克，熟腰果 25 克，盐、葱花、香油各适量。

做法：

1 虾仁洗净，入沸水中余烫 3 分钟；黄瓜、胡萝卜分别洗净，切片。

2 锅中倒油烧热，放葱花煸出香味，倒入黄瓜、腰果、虾仁、胡萝卜同炒，最后加入盐，淋上香油，出锅即成。

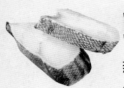

鳕鱼

热量：368 千焦

GI：40

每天适宜吃 50 克

控糖关键点：烟酸、不饱和脂肪酸

鳕鱼中含有丰富的烟酸，可以改善胰岛素抵抗情况，有助于糖尿病患者稳定血糖。同时，鳕鱼含有丰富的脂肪酸，且多为不饱和脂肪酸。

控糖吃法

鳕鱼中含有大量的油脂，适合清蒸及简单煎制。

对并发症的益处

鳕鱼富含二十碳五烯酸（EPA）和二十二碳五烯酸（DHA），适量食用能够降低糖尿病患者血液中胆固醇、甘油三酯和低密度脂蛋白的含量，从而降低糖尿病性脑血管疾病的发病率。

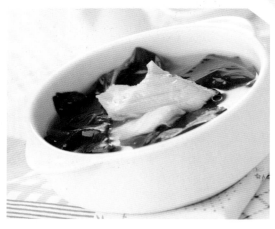

菠菜鳕鱼汤

原料：

鳕鱼 100 克，菠菜 150 克，葱段、姜片、盐各适量。

做法：

1 鳕鱼洗净，去皮，去中间骨，片成鱼片，用盐及少许葱段、姜片腌制 15 分钟。

2 菠菜择洗干净，放入沸水中焯 30 秒，捞出，过凉，挤干水分，切段。

3 锅中倒少许油烧热，爆香剩余葱段、姜片，放入足量清水，加入鱼片煮沸，放入菠菜段，调入盐搅匀即可。

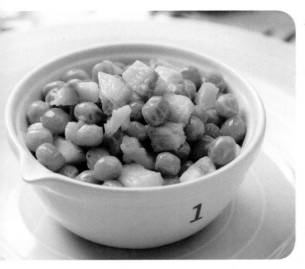

豌豆炒鱼丁

原料:

鳕鱼200克,豌豆100 克,盐适量。

做法:

1 鳕鱼去皮、去骨,切成小丁;豌豆洗净。

2 烧热油锅,倒入豌豆翻炒片刻,继而倒入鳕鱼丁,加适量盐一起翻炒。

3 待鳕鱼丁熟透即可。食用此菜肴可适当减少主食摄入量。

煎鳕鱼

原料:

鳕鱼150克,柠檬1个,鸡蛋、淀粉、盐各适量。

做法:

1 柠檬洗净,榨汁。

2 鳕鱼洗净,切块,加盐腌制片刻,淋上少许柠檬汁。鸡蛋取蛋清,与淀粉搅拌均匀,裹在鳕鱼块上。

3 油锅烧热,放入鳕鱼块,煎至两面金黄,装盘时再淋点柠檬汁即可。

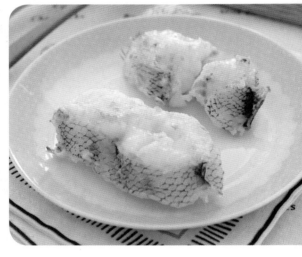

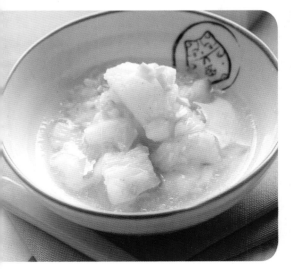

清烧鳕鱼

原料:

鳕鱼100 克,芹菜20克,盐、葱花、姜末各适量。

做法:

1 鳕鱼洗净,用葱花、姜末腌制15分钟;芹菜洗净,切碎。

2 油锅烧热,将鱼放入油锅煎片刻,加入适量清水,加盖煮15分钟。出锅前调入少许盐,撒上芹菜碎即可。

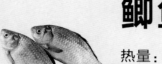

鲫鱼

热量：451 千焦

GI：40

每天适宜吃 100 克

控糖关键点：维生素 A、烟酸、钾、磷、钙

鲫鱼含有丰富的维生素 A、烟酸、钙、镁等物质，能改善胰岛素敏感性，有效维持血糖水平稳定。而鲫鱼中含有的钾、磷等物质能有效保护细胞，改善心血管疾病，与维生素 A 等营养物质协同作用，维护糖尿病患者的健康。

控糖吃法

鲫鱼虽然鲜美，但刺多，尤其是小刺比较多，所以适合煲汤饮用。

对并发症的益处

鲫鱼蛋白质齐全，且易于消化，是肝肾疾病、心脑血管疾病患者的良好蛋白质来源，常吃可以增强人体抗病能力。

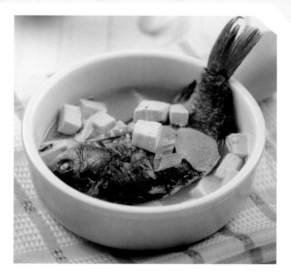

鲫鱼炖豆腐

原料：

鲫鱼 1 条，豆腐 200 克，葱段、姜丝、料酒、盐各适量。

做法：

1 将鲫鱼收拾干净，用葱段、姜丝、料酒腌制 15 分钟；豆腐切大块。

2 锅中倒油烧热，下鲫鱼小火慢煎至两面金黄。

3 锅中加水，放入豆腐小火煲至鲫鱼肉熟，调入盐即可。

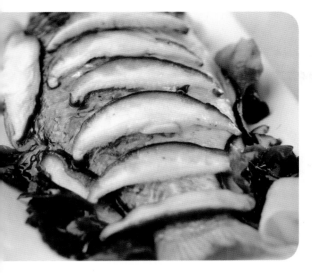

木耳清蒸鲫鱼

原料:

鲫鱼 1 条,水发木耳 50 克,水发香菇 3 朵,姜片、葱段、料酒、盐各适量。

做法:

1 水发木耳洗净,撕成小片;香菇洗净,去蒂后撕片。

2 将鲫鱼收拾干净,放入碗中,加入姜片、葱段、料酒、盐,然后放上木耳、香菇片,上笼蒸 15 分钟,取出即可。

荷兰豆烧鲫鱼

原料:

鲫鱼 1 条,荷兰豆 30 克,黄酒、酱油、姜片、葱段、盐各适量。

做法:

1 鲫鱼处理干净;荷兰豆洗净,切成段。

2 在锅中放油,烧热后,爆香姜片和葱段,将鲫鱼放入锅中煎至金黄色。

3 加入黄酒、酱油、荷兰豆段和适量的水,将鲫鱼烧熟,最后用盐调味即可。

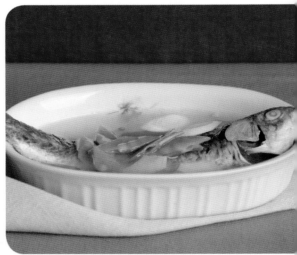

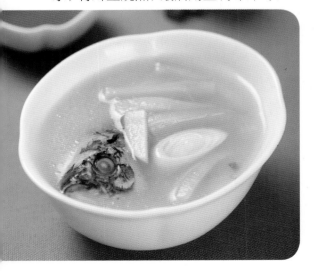

鲫鱼丝瓜汤

原料:

鲫鱼 1 条,丝瓜 100 克,姜片、盐各适量。

做法:

1 鲫鱼收拾干净,切小块。

2 丝瓜去皮,洗净,切成段。

3 锅中放入清水,把丝瓜和鲫鱼一起放入锅中,再放入姜片、盐,先用大火煮沸,后改用小火慢炖至鱼熟,即可。

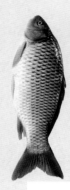

鲤鱼

热量：456 千焦
GI：40
每天适宜吃
50~100 克

控糖关键点：维生素A、锌、钾、磷

鲤鱼中的蛋白质非常适合人体消化吸收，吸收率可达 96%，而且其中含有丰富的维生素 A、B 族维生素以及锌、钾、磷等矿物质，能改善胰岛素敏感性，保护心血管。

控糖吃法

糖尿病患者吃鲤鱼最好采用清蒸、煮、炖或者烹汤的方式。

对并发症的益处

鲤鱼中的蛋白质为优质蛋白质，糖尿病患者长期食用可补充体力，并有助于降低胆固醇，对糖尿病并发高脂血症有一定的预防作用。此外，鲤鱼可利水消肿，可缓解糖尿病引起的水肿。

控糖养生堂

不要杜绝饮食中的脂肪

很多糖尿病患者对脂肪也存在认识误区，认为脂肪是导致心脑血管疾病的"元凶"。脂肪是人体热量的三大来源之一，而且其中所含的脂类物质是平衡内分泌、保持细胞活力的重要物质，一旦缺乏会造成营养不良、内分泌紊乱，反而有害健康。所以对糖尿病患者来说，不要杜绝饮食中的脂肪，而是选择正确的摄入方式。

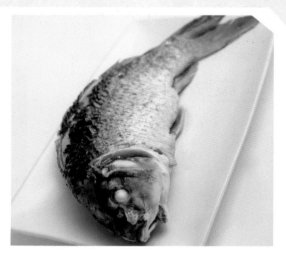

清蒸鲤鱼

原料：

新鲜鲤鱼 1 条，葱段、姜丝 100 克，料酒、蒸鱼豉油各适量。

做法：

1 鲤鱼整理好，在两面切花刀，用适量葱段、姜丝以及料酒腌制 15 分钟。

2 在花刀处以及鱼腹内塞适量葱段、姜丝，蒸鱼盘上也铺适量葱段、姜丝。

3 将蒸鱼豉油淋在鲤鱼上，放入蒸锅，开水入锅，蒸 8 分钟即可。

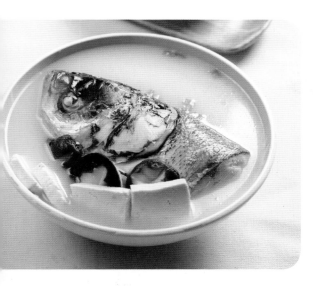

鱼头香菇豆腐汤

原料：

鲜鲤鱼头 1 个，豆腐 100 克，鲜香菇 5 个，葱段、姜片、盐、料酒各适量。

做法：

1 将鲤鱼头收拾干净；香菇洗净，切十字花刀；豆腐切块。

2 将鱼头、香菇、葱段、姜片、料酒和清水放入锅内，开大火煮沸后撇去浮沫加盖改用小火炖至鱼头快熟时，放入豆腐，继续用小火炖至豆腐熟透，最后加盐即可。

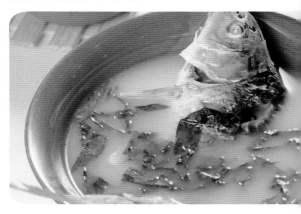

莼菜鲤鱼汤

原料：

鲤鱼 1 条，莼菜 100 克，香油、料酒、盐各适量。

做法：

1 将莼菜洗净，切末；鲤鱼洗净沥干。

2 将鲤鱼、莼菜放入锅内，加清水煮沸，加入料酒，转小火煮 20 分钟。

3 出锅前加盐调味，淋上香油即可。

鱼头冬瓜汤

原料：

鲜鲤鱼头 1 个，冬瓜 200 克，盐适量。

做法：

1 将鲜鲤鱼头收拾干净；冬瓜去皮、去瓤，切片。

2 将鲜鲤鱼头和冬瓜一起放入陶瓷罐里加水 3 小碗，待鲤鱼熟透，出锅前加盐调味即可。

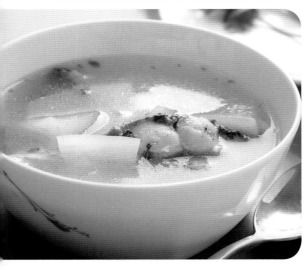

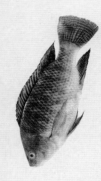

罗非鱼

热量：410 千焦

GI：45

每天适宜吃 100 克

控糖关键点：蛋白质

罗非鱼也是常见食用鱼类，肉质鲜美，含有丰富的优质蛋白质，且容易消化，非常适合糖尿病患者用来补充蛋白质。

控糖吃法

罗非鱼清蒸或者炖煮皆可，也可以与豆腐搭配煮汤食用，以补充蛋白质；与红小豆、冬瓜等搭配煮汤食用可以消水利肿。

对并发症的益处

罗非鱼中含有大量的硒。硒是心脏代谢不可缺少的元素，具有很强的抗氧化作用。罗非鱼中还含有丰富的烟酸，也有助于改善胰岛素敏感性，刺激胰岛素分泌，进而起到控制糖尿病继续发展的作用。

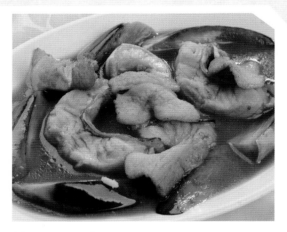

茄子炖鱼

原料：

罗非鱼1条，长茄子200克，葱段、蒜末、姜丝、酱油、料酒、黄酱各适量。

做法：

1 罗非鱼收拾干净，切成块，用葱段、姜丝、料酒稍腌制片刻；长茄子洗净，切成条。

2 锅中放油烧热后，用葱段、蒜末、姜丝炝锅，放入罗非鱼小火慢煎至两面金黄。

3 锅中加水，调入黄酱、酱油，放入茄子条，水量以没过茄子为好。

4 大火烧开，放料酒，转小火炖20分钟大火收汁。

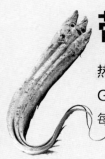

带鱼

热量：531 千焦

GI：40

每天适宜吃 100 克

控糖关键点：维生素 A、钙、烟酸、镁

带鱼中维生素 A、烟酸、镁、钾、磷等营养物质含量较高，这些物质可以改善胰岛素敏感性，是糖尿病患者维持血糖平稳不可缺少的物质。

控糖吃法

带鱼可以香煎、红烧，既可以发挥带鱼鲜美的味道，也可以尽量保留带鱼中的营养。

对并发症的益处

带鱼含有丰富的钾和镁，这两种元素都有益于心血管健康。对于预防糖尿病所带来的心脑血管疾病以及高脂血症都有好处。此外，带鱼还含有较多的 DHA，也有助于心血管的健康。

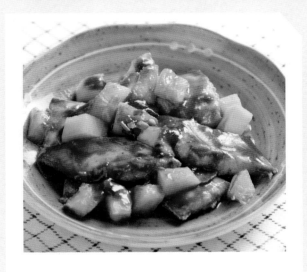

木瓜烧带鱼

原料：

带鱼 200 克，木瓜 80 克，葱段、姜片、醋、盐、酱油各适量。

做法：

1 将带鱼去鳞、内脏，洗净，切长段；木瓜洗净，削去瓜皮，除去瓜核，切块。

2 砂锅置火上，加入适量清水及带鱼、木瓜块、葱段、姜片、醋、盐、酱油一同炖至带鱼熟透即可。

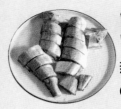

鲅鱼

热量：506 千焦

GI：42

每天适宜吃
50~100 克

控糖关键点：维生素 A、钙、镁

鲅鱼含有丰富的维生素 A、钙、镁等对糖尿病患者有益的营养，同时鲅鱼中的胆固醇含量较少。

控糖吃法

鲅鱼清蒸、清炖或者香煎，都非常适合糖尿病患者。由于鲅鱼刺少，还可以去骨后剁成肉馅，与蔬菜等搭配制成馅料，包饺子、馄饨等食用。

对并发症的益处

鲅鱼中含有丰富的优质蛋白质以及矿物质等营养素，具有补气养血的作用，对因患糖尿病引起的营养不良、虚弱及神经衰弱症状有一定辅助食疗效果。

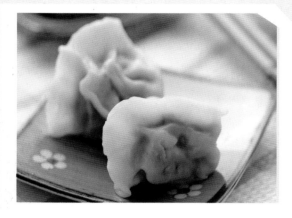

鲅鱼饺子

原料：

鲅鱼 200 克，饺子皮 20 个，鸡蛋 1 个，韭菜、葱花、姜末、盐各适量。

做法：

1 鲅鱼收拾好，去皮、去骨、取肉，仔细按压肉，并挑出鱼肉中留存的细刺，剁成鲅鱼肉馅；韭菜去根洗净，切成段。

2 鲅鱼肉馅中打入一个鸡蛋，调入少许油，放入韭菜段、葱花、姜末、盐拌匀。

3 将鲅鱼肉馅包入饺子皮中，包成饺子，放入沸水中煮 5 分钟左右即可。

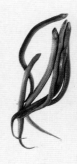

黄鳝

热量：364 千焦
GI：45
每天适宜吃 50 克

控糖养生堂

糖尿病患者要定期量血压、测血脂

糖尿病往往与高血压、高血脂等有高相关性，有时候血糖控制较好，但依然伴随着其他代谢紊乱，导致并发症的发生。所以糖尿病患者要对血糖、血压、血脂、血黏度等指标进行综合控制，定期测量血压、血脂等。最好每次就诊时，都顺便查一下血压、血脂。糖尿病患者理想血压应控制在 130/80 毫米汞柱，总胆固醇＜4.5 毫摩尔/升，甘油三酯＜1.7 毫摩尔/升。

控糖关键点：B 族维生素、钙

黄鳝中含有丰富的 B 族维生素，有助于能量和碳水化合物的代谢，有利于糖尿病患者控制血糖水平。钙除了能让糖尿病患者保持骨骼健康以外，也有助于增进胰岛素的敏感性。

控糖吃法

黄鳝洗净，在开水锅内稍煮，捞起后过冷水，刮净；节瓜去皮，洗净，切块；生姜、薏米、香菇、芡实均洗净。全部材料放入开水锅内，大火煮沸后，小火煲 1 小时，调味即可。

对并发症的益处

黄鳝含有维生素 A，可增进视力，防治夜盲症和视力减退，防治糖尿病患者并发眼部疾病。

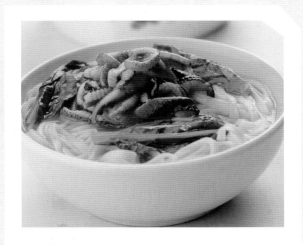

爆鳝鱼面

原料：

鳝鱼 100 克，青菜 50 克，粗粮面条 80 克，酱油、葱段、姜片、料酒、高汤、盐各适量。

做法：

1 将鳝鱼洗净，剁成长段；青菜洗净；面条煮熟。

2 锅中放入鳝鱼段，加入青菜、姜片、葱段炒至鱼肉呈火红色。

3 加高汤、酱油、盐、料酒烧沸入味后，浇在煮熟的面条上即可。

糖尿病患者应少吃的水产类食物

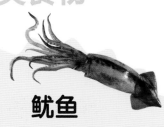

虾皮

虾皮含有丰富的钙，但为了保存，虾皮中含有大量的钠盐，多食易导致或加重高血压症状，不利于血管健康。

鱿鱼

每 100 克鲜鱿鱼肉含胆固醇 200~300 毫克，属于高胆固醇的海产品，糖尿病患者尽量少吃，以免增加血液中胆固醇含量，增加患高脂血症的风险。

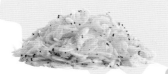

螃蟹

螃蟹的胆固醇含量很高，每 100 克蟹肉含胆固醇 235 毫克，每 100 克蟹黄含胆固醇 460 毫克，而每人每天胆固醇的摄入量以不超过 300 毫克为宜。

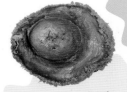

鲍鱼

鲍鱼属于天然含钠较高的食物，每 100 克鲍鱼中含钠 2000 毫克左右。所以糖尿病患者尽量少吃鲍鱼，特别是对于有高血压的糖尿病患者来说更是如此。

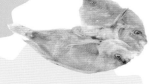

熏鱼、腊鱼

熏鱼、腊鱼在制作过程中加入了大量盐，同时经过烟火熏制或者长时间久放等，会产生较多的亚硝酸盐类，而亚硝酸盐是导致癌症的重要物质，所以应少吃。

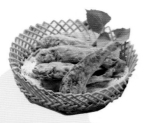

炸小黄鱼

小黄鱼本身其实适合糖尿病患者食用，但小黄鱼通常被制作成炸小黄鱼食用，因其含有大量油脂，并且盐含量较高，故不适合糖尿病患者多食。偶尔吃一两条就可以了。

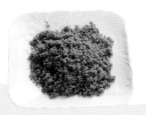

鱼子

鱼子含胆固醇较高，过多摄入会加重糖尿病患者的脂类代谢紊乱，促进脂肪转化为血糖，从而使血糖升高，所以，糖尿病患者不宜吃鱼子。

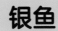

银鱼

每100克银鱼中含胆固醇361毫克，过多的胆固醇摄入会提升糖尿病患者血脂水平，进而不利于血糖控制。糖尿病患者应少吃。

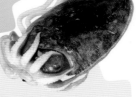

墨鱼

墨鱼的胆固醇含量很高，过多摄入会加重糖尿病患者的脂类代谢紊乱，促使脂肪转化为糖，从而使血糖升高，所以糖尿病患者不宜过多食用墨鱼。

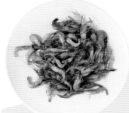

河虾

虾对糖尿病患者有益，但河虾是高胆固醇食物，每100克河虾中所含胆固醇含量为240毫克，而海虾只有其一半，所以糖尿病患者尽量少吃河虾。

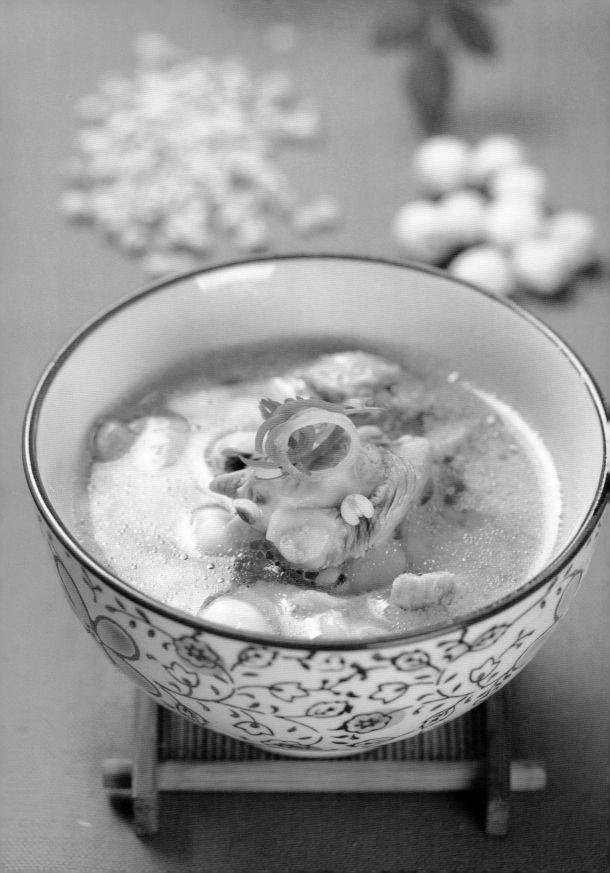

第六章

肉蛋类

肉蛋类食物是人体蛋白质、脂肪以及维生素 B_{12} 和钙、铁、锌、磷等矿物质的重要来源，而且肉类相对谷物、水果、蔬菜等食物消化慢，可以持续供能，反而有利于保持糖尿病患者血糖稳定，所以糖尿病患者一定要保证每天摄入适量的肉类，保证营养均衡，进而保持健康身体状况。

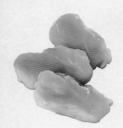

鸡肉

热量：556 千焦

GI：45

每天适宜吃 100 克

控糖养生堂

适当食用低脂 – 高蛋白食物

同低脂 – 标准蛋白饮食（蛋白供能比例为12%~18%）相比，等能量的低脂 – 高蛋白饮食（25%~35%）更能显著减轻肥胖者体重、脂肪群和甘油三酯水平。所以肥胖的糖尿病患者可适当食用低脂 – 高蛋白食物，如鸡蛋、牛奶、鸡肉、鱼等。

控糖关键点：烟酸、钾、磷

鸡肉中含有丰富的烟酸，可以改善胰岛素抵抗情况；同时鸡肉中的钾、磷含量较高，糖尿病患者适量食用后，可增强肌肉细胞对葡萄糖的利用率，降低血糖浓度。

控糖吃法

鸡胸肉是鸡肉中蛋白质质量最高，且热量最低的部分，比较适合糖尿病患者食用。另外，鸡皮中含有大量脂肪，糖尿病患者吃鸡肉时，最好去掉鸡皮。

对并发症的益处

鸡胸肉中含有的 B 族维生素，具有消除疲劳、保护皮肤的作用。鸡大腿肉中含有的铁，可改善缺铁性贫血。

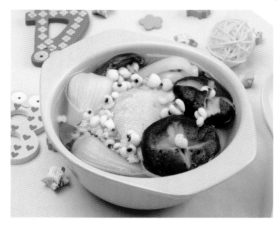

薏米炖鸡

原料：

三黄鸡 1 只，香菇、白菜、薏米各 50 克，盐适量。

做法：

1 薏米洗干净；香菇浸泡后清洗干净，去蒂，切十字花刀。

2 白菜洗净切段；鸡收拾好，洗净，放入沸水中煮片刻，取出冲洗干净。

3 把鸡放入炖锅内，加入适量开水，炖 1 个小时。放入香菇、薏米，再炖 1 个小时后，出锅前放入白菜和盐，稍炖即可。

香菇鸡片

原料：

鸡胸肉100克，香菇、红彩椒各50克，姜片、盐、高汤各适量。

做法：

1 香菇去蒂，洗净，切片；红彩椒洗净，切片；鸡胸肉洗净，切片，焯水。

2 锅内放油，炒鸡肉至变色，盛出。另起锅倒入适量油，煸香姜片。

3 再放入香菇片和红椒片翻炒，炒软放入少量高汤烧开，再放盐；倒入炒好的鸡肉片，再次翻炒，大火收汁即可。

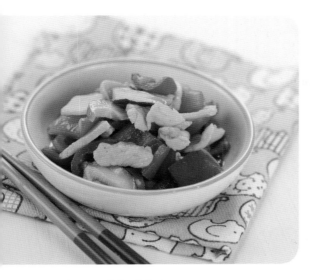

鸡丝拌黄瓜

原料：

鸡胸肉100克，黄瓜1根，彩椒丝、葱段、姜片、蒜蓉酱各适量。

做法：

1 鸡胸肉洗净；黄瓜洗净切片。

2 在锅中放入清水，放葱段和姜片，水沸后把鸡肉放入锅中，焯熟，冷却后用手撕成细丝；将黄瓜片、鸡丝放入盘中。

3 在锅中将蒜蓉酱爆香，加水烧沸后浇在盘中，用彩椒丝装饰即可。

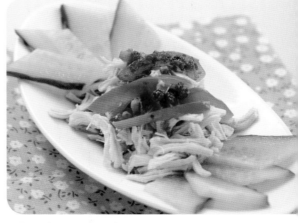

珍珠三鲜汤

原料：

鸡胸肉100克，鸡蛋1个，胡萝卜丁、嫩豌豆、番茄丁各50克，盐适量。

做法：

1 鸡胸肉洗净后剁成泥；鸡蛋取蛋清。

2 把蛋清、鸡肉泥放在一起搅拌；将豌豆、胡萝卜、番茄放入锅中，加清水煮至豌豆绵软。用筷子把鸡肉泥拨进锅内，用大火将汤煮沸，出锅前放盐调味。

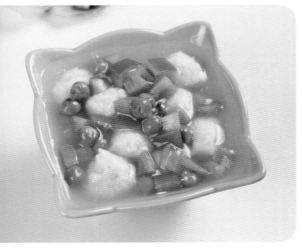

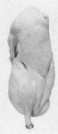

鸭肉

热量：1003 千焦

GI：45

每天适宜吃
50~100 克

控糖关键点：烟酸、B 族维生素

鸭肉中含有丰富的烟酸，可以改善胰岛素敏感性；其中所含的 B 族维生素可补充 2 型糖尿病患者因胰岛素抵抗消耗的 B 族维生素。

控糖吃法

同鸡肉一样，鸭肉中的脂肪也多储存在皮下，所以在吃鸭肉时，最好去掉皮。鸭肉可以与薏米、冬瓜、红小豆等煮汤食用，有利尿消肿作用。

对并发症的益处

鸭肉含有丰富的 B 族维生素，具有抗脚气病和多种炎症的作用，改善糖尿病足和受高血糖侵害的周围神经。

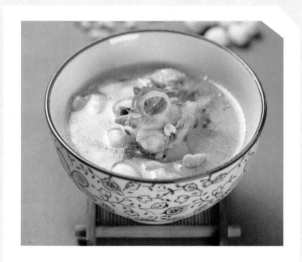

莲子薏米煲鸭汤

原料：

鸭肉 300 克，莲子 10 克，薏米 50 克，葱段、姜片、盐各适量。

做法：

1 把鸭肉洗净切成块，放入开水中焯一下捞出后放入锅中。

2 在锅中依次放入葱段、姜片、莲子、薏米，再倒入适量开水，用大火煲熟。

3 待汤煲好后出锅时加盐调味。

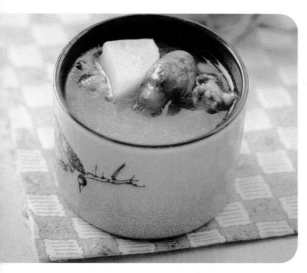

香菇烧鸭肉

原料:

鸭肉 200 克,香菇 100 克,盐、姜片、蒜片、料酒、香叶、干山楂各适量。

做法:

1 鸭肉洗净,斩块,放入沸水中焯 5 分钟捞出,沥干水分;香菇洗净去蒂。

2 锅中倒油烧热,放入鸭块翻炒至出香味,放入姜片、蒜片、香叶翻炒片刻,加入香菇翻炒。烹入料酒,加适量水,放入干山楂和盐炒匀,大火煮开后转小火焖煮 40 分钟左右,收汁即可。

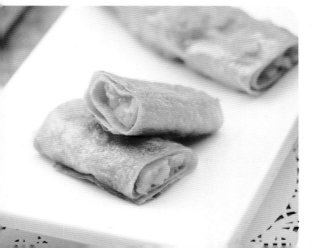

老鸭汤

原料:

老鸭 1 只,酸萝卜 150 克,老姜、花椒、盐各适量。

做法:

1 老鸭收拾干净,切块,焯烫;酸萝卜用清水冲洗干净,切片;老姜拍烂;把鸭块倒入干锅中翻炒至汤汁收干。

2 用炖锅把水烧开,然后倒入炒好的鸭块、酸萝卜片、老姜、花椒,用小火煨 2 小时出锅,稍加盐调味即可。

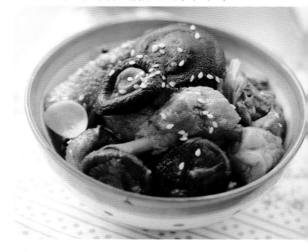

鸭肉卷

原料:

鸭胸肉 100 克,胡萝卜、黄瓜、生菜各 40 克,饼皮、葱丝、料酒、甜面酱各适量。

做法:

1 鸭胸肉切条,用料酒腌制;胡萝卜洗净切丝;黄瓜洗净切条;生菜洗净。

2 热锅倒油,放入鸭肉,煎至两面金黄盛出。用饼皮卷鸭肉条、黄瓜条、胡萝卜丝、生菜、葱丝、甜面酱即可。

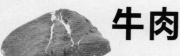

牛肉

热量：443 千焦

GI：43

每天适宜吃
50~100 克

控糖养生堂

糖尿病患者不宜采用高脂肪膳食

脂肪的摄入应根据患者的具体情况而定。一般脂肪的每日摄入量应占总热量的 25%，或者更低些。每日脂肪用量超过 75 克者为高脂肪饮食，低于 50 克者为低脂肪饮食。糖尿病患者最好采用低脂肪饮食，而且最好多食用不饱和脂肪酸。生活中常见含不饱和脂肪酸较多的食物有植物油、鱼油和各种禽类的脂肪等。

控糖关键点：镁、烟酸

牛肉中含有的镁可提高胰岛素合成代谢的效率，有助于糖尿病患者的治疗。牛肉含有丰富的 B 族维生素，如烟酸、维生素 B$_1$ 和核黄素，可以改善胰岛素敏感性。

控糖吃法

牛肉最好与芹菜、洋葱等搭配炒制食用，既能补充营养，又能使食物更加均衡，一举两得，非常适合糖尿病患者食用。

对并发症的益处

牛肉中的蛋白质所含的必需氨基酸较多，含脂肪和胆固醇却较少，适合糖尿病患者食用。

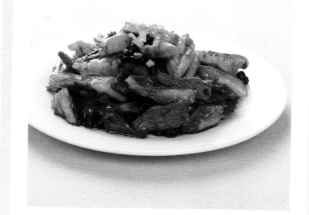

苦瓜炒牛肉

原料：

牛肉 100 克，苦瓜 200 克，酱油、盐各适量。

做法：

1 苦瓜洗净，纵向对半剖开，去子，切菱形片，放盐腌制 10 分钟后，用清水冲洗干净，挤干水分；牛肉切片。

2 锅中倒油烧热，放牛肉翻炒至牛肉变色，加入酱油翻炒一下，将苦瓜放入锅中，翻炒 3 分钟，放入盐调味即可。

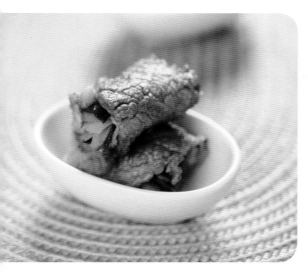

洋葱牛肉卷

原料：

牛肉 100 克，洋葱 200 克，青椒、红彩椒丝各 30 克，胡椒粉、盐各适量。

做法：

1 洋葱切丝；牛肉洗净，切片。

2 锅中倒油烧热，放入洋葱丝、彩椒丝，加胡椒粉和盐拌炒，熟后盛盘。

3 将牛肉片铺于平底锅上，开小火，将盘中熟料夹入牛肉片中卷起即可。

芹菜牛肉丝

原料：

牛肉 150 克，芹菜 200 克，盐、酱油、水淀粉、葱花、姜丝各适量。

做法：

1 牛肉洗净，切丝，加酱油、水淀粉腌 10 分钟；芹菜择叶，去根，洗净，切段。

2 热锅放油，下葱花、姜丝煸香，然后加入腌好的牛肉和芹菜段翻炒，可适当加点清水，出锅前再加一点盐即可。

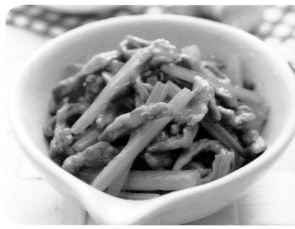

木瓜煲牛肉

原料：

牛肉 200 克，木瓜 100 克，盐适量。

做法：

1 木瓜剖开，去皮去子，切成小块。

2 牛肉洗净，切成小块，放入沸水中除去血水，捞出。

3 将木瓜、牛肉加水用大火烧沸，再用小火炖至牛肉熟烂后，加盐调味即可。

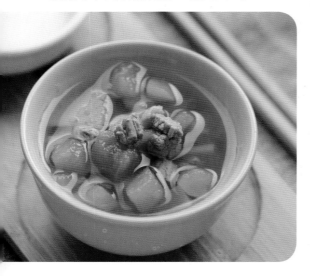

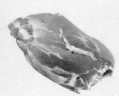

羊肉

热量：849 千焦

GI：45

每天适宜吃 40~75 克

控糖养生堂

糖尿病的分型

目前较多采用世界卫生组织 1999 年的糖尿病病因学分型体系。主要根据病因学证据将糖尿病分为 4 大类，1 型糖尿病、2 型糖尿病、妊娠期糖尿病和特殊类型糖尿病。1 型和 2 型糖尿病的确切发病原因不详。1 型糖尿病发病年龄一般较为年轻；2 型糖尿病患者多为中老年人；妊娠期糖尿病是在妊娠期被诊断的糖尿病或糖调节异常，但不包括糖尿病患者怀孕的状态。

控糖关键点：烟酸、镁

羊肉中含有丰富的烟酸、镁等营养物质，可以改善胰岛素敏感性，进而改善糖尿病患者血糖水平。

控糖吃法

相对牛肉来说，羊肉中含有的脂肪含量略微高一些，而且提供的能量也比较高，所以食用时需要加以注意。

对并发症的益处

羊肉中含有丰富的铁、硒等物质，可以改善贫血，其中硒是构成谷胱甘肽过氧化物酶的活性成分，能防止胰岛 B 细胞氧化破坏，使其功能正常，有促进糖分代谢、降低血糖和尿糖的作用。

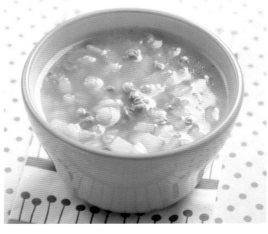

山药羊肉羹

原料：

羊瘦肉、山药各 100 克，鲜牛奶、盐、姜片各适量。

做法：

1 将羊瘦肉洗净，切小块；山药去皮，洗净，切小块。

2 将羊瘦肉、山药、姜片放入锅内，加入适量清水，小火炖煮至肉烂。

3 出锅前加入鲜牛奶、盐，再次煮沸，山药可当主食食用，相应减少主食摄入量。

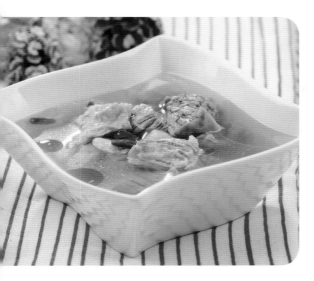

小白菜羊肉锅贴

原料:

小白菜 300 克,羊肉馅 100 克,鸡蛋 1 个,面皮、盐、葱末、姜末各适量。

做法:

1 小白菜洗净,剁碎,加羊肉馅、鸡蛋、盐、葱末、姜末,并调入油,搅拌成馅。

2 在面皮中包入小白菜羊肉馅,包成饺子。

3 锅中倒少许油烧热,将饺子依次摆入锅中,小火煎至面皮焦黄时,加少许水,盖上盖子,焖 5 分钟即可。

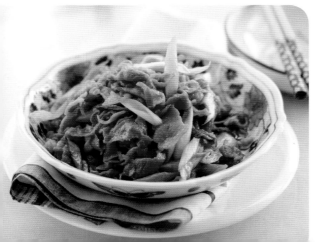

枸杞炖羊肉

原料:

羊肉 150 克,枸杞子 5 克,葱段、姜片、料酒、盐各适量。

做法:

1 羊肉冲洗干净,整块放入开水锅中煮透,捞出,冲净血沫,切成小块。

2 油锅烧热,放入羊肉块与姜片煸炒;放入少许料酒炒透后,倒入砂锅中;放入枸杞子、葱段,大火煮沸,撇去浮沫。加盖,小火炖至羊肉熟烂,加盐调味即可。

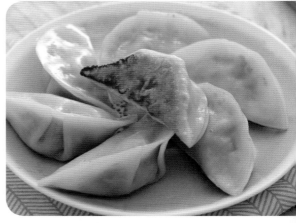

葱爆羊肉

原料:

羊肉 200 克,大葱 50 克,盐适量。

做法:

1 羊肉切薄片;大葱洗净,切段。

2 锅中倒油烧热,放入大葱段翻炒出香味,再放入羊肉片快速翻炒至肉熟烂。

3 出锅前调入盐即可。

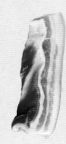

猪肉

热量：598 千焦
GI：45
每天适宜吃 50~70 克

控糖关键点：烟酸、锌

猪肉中含有丰富的烟酸、锌可以改善胰岛素敏感性；同时含有的钙、镁、磷等矿物质与维生素 E 等协同作用可以刺激胰岛素分泌，有助于糖尿病患者控制血糖。

控糖吃法

相对于鱼肉和禽肉，猪肉中的脂肪含量较高，且多为饱和脂肪酸，所以在食用时要控制摄入量，一次摄入不宜过多。

对并发症的益处

猪肉是生活中最常见的肉类，含有丰富的蛋白质和动物脂肪，这都是人体不可缺少的能量来源，能令人保持充沛的体力。

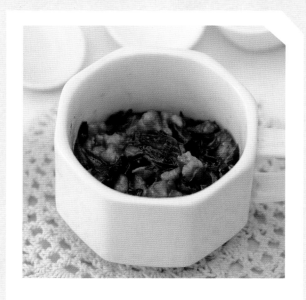

肉末炒菠菜

原料：

猪瘦肉 100 克，菠菜 200 克，盐适量。

做法：

1 将猪瘦肉剁成末；菠菜洗净，放入沸水中焯一下捞出，切段。

2 锅中倒少许油烧热，将猪瘦肉末用小火翻炒至熟，再加入菠菜段翻炒，出锅前加盐调味即可。

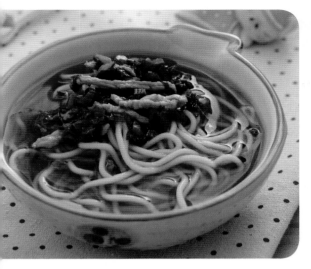

雪菜肉丝汤面

原料:

猪里脊肉、粗粮面条各 100 克,雪菜、盐、高汤各适量。

做法:

1 猪里脊肉洗净切丝;雪菜洗净切段。

2 锅中倒少许油烧热,放入里脊肉丝翻炒至变色,倒入高汤,大火煮沸。

3 放入面条煮沸后,再放入雪菜,煮至面条熟烂,调入盐即可。

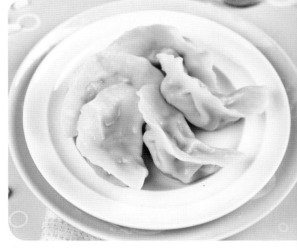

三鲜水饺

原料:

猪肉 100 克,海参 1 个,虾仁 20 克,水发木耳 50 克,饺子皮 20 个,葱末、姜末、香油、酱油、料酒、盐各适量。

做法:

1 猪肉洗净,剁成碎末,加适量清水,搅打至黏稠,再加洗净切碎的海参、虾肉、木耳,然后放入酱油、料酒、盐、葱末、姜末和香油,拌匀成馅。

2 饺子皮包入馅料,下锅煮熟即可。

豆芽炒肉丁

原料:

黄豆芽 150 克,猪肉 100 克,料酒、高汤、酱油、葱段、姜片各适量。

做法:

1 将黄豆芽洗净,沥去水;猪肉洗净,切成小丁,用淀粉抓匀上浆。

2 油锅烧热,放入葱段、姜片炒香,再放猪肉丁炒至肉熟,倒入黄豆芽、料酒、酱油略炒,加高汤,用小火煮熟。

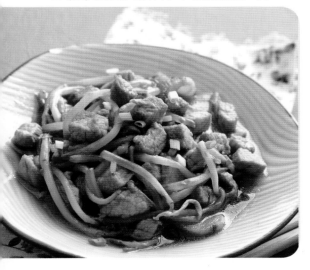

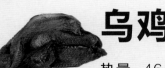

乌鸡

热量：464 千焦
GI：45
**每天适宜吃
50~100 克**

控糖养生堂

限时饮食法要如何做

研究显示，每天禁食 12 小时会令体重减轻，可降低血脂，并有明显的降血糖效果。对于血糖比较稳定的糖尿病患者来说，保证在 20 点到 8 点期间禁食，有助于血糖水平控制。但需要注意的是，这种方法不一定适合所有糖尿病患者，如果经常出现夜间低血糖者，不要采用此方法。

控糖关键点：烟酸、钾、磷

乌鸡中含有丰富的烟酸，可以改善胰岛素敏感性；所含有的大量的钾、磷等矿物质可以与体内维生素协同作用，改善胰岛素抵抗状况，从而帮助糖尿病患者控制血糖。

控糖吃法

乌鸡脂肪较少，比较适合炖汤，可以搭配蘑菇、笋、魔芋、山药、枸杞子、栗子、荸荠、藕等食用。但糖尿病患者需要相应减少主食的摄入，以保证血糖的稳定。

对并发症的益处

乌鸡营养丰富，胆固醇和脂肪含量较少，对于糖尿病患者有很好的补益身体的功效。乌鸡具有清洁人体血液的功能，能辅助治疗高血压等疾病。

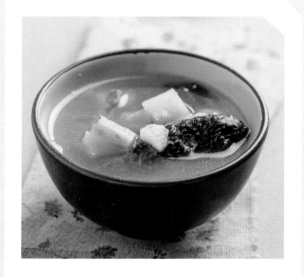

荸荠乌鸡滋补汤

原料：

乌鸡 1 只，荸荠 50 克，姜片、盐各适量。

做法：

1 乌鸡收拾好，洗净；荸荠洗净，去皮，切成块。

2 将所有材料放入砂锅中，加足量清水，大火煮沸后，撇掉浮沫。

3 转小火煲 2 小时，出锅前放入盐调味即可。

鸭蛋

热量：752 千焦

GI：45

每天适宜吃 1 个或者每 2 天吃 1 个

控糖养生堂

糖尿病患者加餐吃什么

糖尿病患者的加餐可以选择的类型与正餐一样，即主食类，如全麦面包、无糖饼干等；蛋白质类，如酸奶、煮蛋等；蔬果类，如苹果、番茄、黄瓜等；坚果类，如核桃、花生等。糖尿病患者的一顿加餐既可以只选择一类，比如只选择无糖饼干；也可以选择几类搭配，比如牛奶配番茄。但应注意保持全天摄入的总能量不变，不能因为加餐而摄入更多的食物。

控糖关键点：维生素A、钙、磷、硒

鸭蛋中含有大量的维生素 A，同时含有丰富的钙、磷、钾、镁等矿物质，可以改善胰岛素敏感性，适合糖尿病患者作为日常饮食正常食用。

控糖吃法

鸭蛋同鸡蛋一样，可以煮吃、炖吃、炒吃，但最好不要多吃咸鸭蛋。咸鸭蛋中钠含量较高，再加上鸭蛋含有丰富的胆固醇，多吃弊大于利。

对并发症的益处

鸭蛋性味甘、凉，有大补虚劳、滋阴养血的作用，对于糖尿病患者病后体虚、燥热咳嗽等有一定的食疗作用。

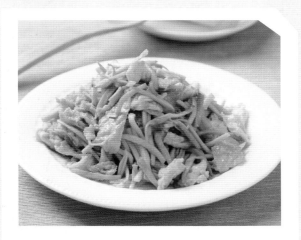

黄花菜炒鸭蛋

原料：

鸭蛋 1 个，干黄花菜 30 克，盐、料酒、酱油各适量。

做法：

1 鸭蛋打散，加少许料酒去腥；干黄花菜泡 4 个小时，收拾干净，切成段。

2 黄花菜在热水锅中焯一下，捞出。

3 锅中倒油烧热，放入鸭蛋液炒成块，盛出。用锅中余油炒黄花菜片刻，放入炒好的鸭蛋。

4 加少许清水煮沸，调入适量酱油和盐，炒匀即可。

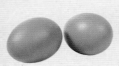

鸡蛋

热量：602 千焦

GI：30

每天适宜吃 1 个或者每 2 天吃 1 个

控糖养生堂

糖尿病患者吃蛋要因人而异

鸡蛋是良好的蛋白质、维生素 A、铁等营养的来源，但鸡蛋中的胆固醇含量非常高，所以并不是所有的糖尿病患者都适合天天吃鸡蛋。一般单纯性血糖升高的糖尿病患者，可以每天吃 1 个鸡蛋，但对于糖尿病合并有高脂血症、冠心病或脑血管疾病的患者，则要视体内胆固醇含量的高低来判断是每天吃 1 个鸡蛋，还是每 2 天吃 1 个鸡蛋好。

控糖关键点：维生素 A、钙、镁

鸡蛋除了含有丰富的蛋白质外，维生素 A、钙、镁、铁、钾、磷、硒等营养物质含量也比较高，可以改善胰岛素敏感性。

控糖吃法

鸡蛋以白水煮蛋为最佳，其次为蒸、炖，最好不要采用油煎、炸等方式。此外，蛋黄是鸡蛋的主要营养物质来源。

对并发症的益处

鸡蛋中虽然含有大量的胆固醇，但同时也含有丰富的卵磷脂。卵磷脂可以防止胆固醇和脂肪在血管壁的沉积，在一定程度上会减缓高脂血症的发生。不过，不可以过多食用，每天食用 2 个即可。

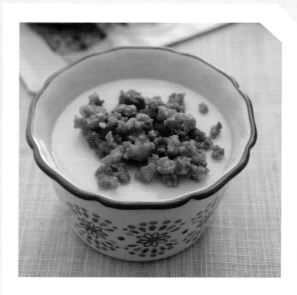

肉末蒸蛋

原料：

鸡蛋 1 个，猪肉 50 克，葱末、酱油、盐各适量。

做法：

1 将鸡蛋打入碗内搅散，放入盐和适量清水搅匀，上笼蒸熟；猪肉剁成肉末。

2 锅中倒入少许油烧热，放入肉末，炒至松散出油时，加入葱末、酱油及水煮熟，盛出，浇在蒸好的鸡蛋上即可。

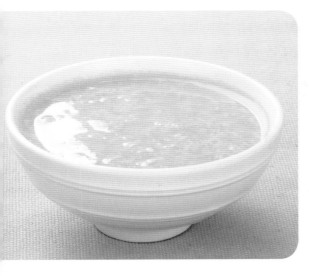

鸡蛋玉米羹

原料：

嫩玉米粒100克，鸡蛋1个，盐适量。

做法：

1 将玉米粒用搅拌机打成玉米蓉；鸡蛋打散成蛋液，备用。

2 将玉米蓉放入锅中，加清水大火煮沸后，转小火再煮20分钟。

3 鸡蛋液慢慢倒入锅中，转大火并不停搅拌，再次煮开后，放盐调味即可。

海带鸡蛋卷

原料：

海带100克，鸡蛋2个，生抽、醋、花椒油、香油各适量。

做法：

1 海带洗净，切成条，放入热水锅中煮熟。

2 鸡蛋加盐打散。再将鸡蛋分次放在平底锅里摊成蛋皮，切成与海带大小的条。

3 海带摊平，铺上蛋皮，沿边慢慢卷起，用牙签固定住。依个人口味将调料调成汁，吃时佐汁同食即可。

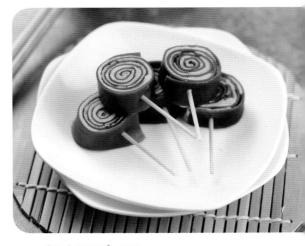

面条汤卧蛋

原料：

粗粮面条100克，猪肉馅30克，鸡蛋1个，葱花、姜丝、盐、菠菜各适量。

做法：

1 肉馅与盐、葱花、姜丝拌匀腌制。

2 锅中放水烧开，放入肉馅，猪肉馅快煮熟时，将鸡蛋磕入锅中不要搅拌，转小火。待鸡蛋成型，转大火煮沸，下面条煮至将熟时，放入洗好的菠菜即可。

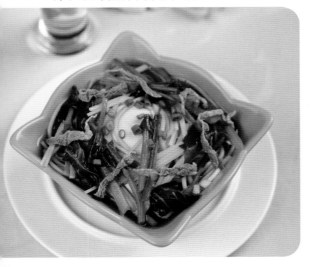

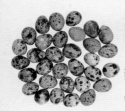

鹌鹑蛋

热量：598 千焦
GI：45

每天适宜吃 4~6 个

控糖关键点：锌、维生素 B_2

鹌鹑蛋的维生素 B_2 含量是鸡蛋的近 2 倍，同时还含有一定量的锌，可以改善胰岛素抵抗情况。

控糖吃法

白水煮鹌鹑蛋的营养流失较少，但鹌鹑蛋胆固醇含量也比较高，每天不宜多吃，一般 4 个鹌鹑蛋营养物质可以抵得上 1 个鸡蛋。

对并发症的益处

鹌鹑蛋中的硒可以保护和改善胰腺功能，防止胰岛细胞被破坏，对糖尿病并发的下肢水肿、心血管疾病以及肾功能损害等症状，有一定的辅助改善作用。

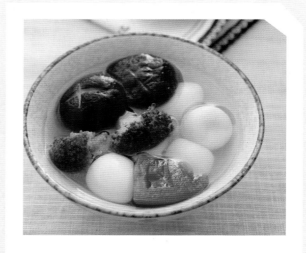

西蓝花鹌鹑蛋汤

原料：

鹌鹑蛋 5 个，西蓝花 100 克，鲜香菇、番茄各 50 克，香油、盐各适量。

做法：

1 鹌鹑蛋洗净，煮熟，剥壳；西蓝花掰成朵，洗净；鲜香菇洗净；番茄洗净，切块。

2 西蓝花放入加了盐和香油的沸水中焯 2 分钟，捞出。

3 锅中加适量清水，放入香菇、番茄煮沸，再放入西蓝花、剥好的鹌鹑蛋煮片刻，调入盐即可。

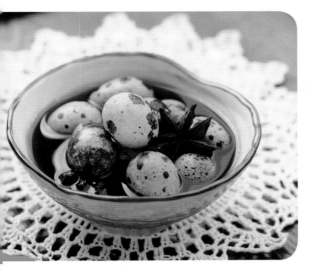

五香鹌鹑蛋

原料：

鹌鹑蛋 200 克，盐、白糖、八角、桂皮各适量。

做法：

1 鹌鹑蛋洗净，放入锅中，煮熟，捞出后，把鹌鹑蛋壳敲开裂。

2 锅中加足量水，加盐、八角、桂皮和少许白糖。把鹌鹑蛋放入卤料锅中大火煮开，小火煮 15 分钟，浸泡 2 小时捞出。

银耳鹌鹑蛋

原料：

银耳 30 克，鹌鹑蛋 6 个，冰糖适量。

做法：

1 银耳泡发，去蒂，放入碗中，加适量水，放入蒸笼蒸透。

2 鹌鹑蛋洗净，加适量水煮熟，去壳。

3 锅中加水，放入冰糖，煮开后放入银耳、鹌鹑蛋，稍煮即可。

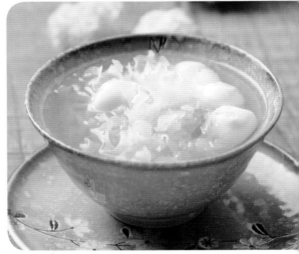

牛油果蛋酱三明治

原料：

鹌鹑蛋 4 个，牛油果半个，全麦面包 2 片。

做法：

1 鹌鹑蛋煮熟，剥壳，放入碗中。

2 牛油果去皮、核，取肉，切片，也放入鹌鹑蛋碗中，将其与鹌鹑蛋一起捣成酱。

3 将牛油果蛋酱涂在烤好的面包片上，切为三明治即可。

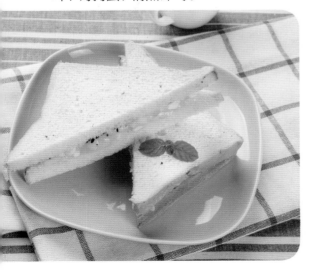

糖尿病患者宜少吃的肉蛋类食物

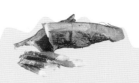

动物内脏类

各种肝脏、肾脏、肺等，动物内脏中含有的脂肪和胆固醇含量较高，且多为不利于健康的饱和脂肪酸，糖尿病患者过多摄入会提升血脂水平。

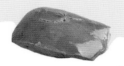

熏肉、腊肉

熏肉、腊肉有独特的风味，但是在制作过程中不仅加入了大量的钠盐，同时在熏烤过程中油脂也发生变化，产生了一定量的致癌物质，不宜多吃。

午餐肉、火腿肠

午餐肉、火腿肠虽然被归为肉类，但在制作过程中加入了较多的淀粉，同时其脂肪含量也偏高，不利于糖尿病患者控制血糖。

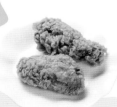

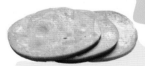

火腿

火腿选用的肉类往往含有较多的脂肪，而且在制作过程中又会加入大量的盐，不仅糖尿病患者，健康人群也应少吃。

炸制肉类

如炸鸡排、猪排、牛排等都属于高热量、高油脂食物，而且在炸制过程中流失了大量的维生素营养，糖尿病患者食用，不但不利于控制血糖，也不利于控制体重。

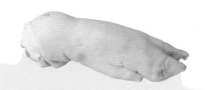

猪蹄

猪蹄富含胶原蛋白，是很好的延缓衰老的美容食品。但因其热量和脂肪含量都偏高，因此糖尿病患者还是少吃为宜。

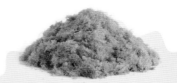

肉松

肉松在制作过程中加入了大量的盐和糖，是高热量食物，而且口味咸香，会令人不由自主多摄入食物，进而影响餐后血糖控制。

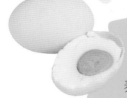

咸蛋

蛋在腌制过程中，维生素等营养成分流失，蛋白质结构改变，不如新鲜煮蛋营养丰富，而且加入了大量的盐，多食不利于心血管健康。

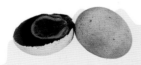

松花蛋

松花蛋在制作过程中也加入了较多食盐，同时还放了一些食用碱，食用碱的化学成分为碳酸氢钠，同样含有钠。两者相加，含钠量也比较高，不要一次吃太多。

鹅蛋

鹅蛋的胆固醇含量在蛋类中属于偏高的，再加上鹅蛋个儿大，所以糖尿病患者在吃鹅蛋时一定要注意不要过量，可以一次吃半个鹅蛋。

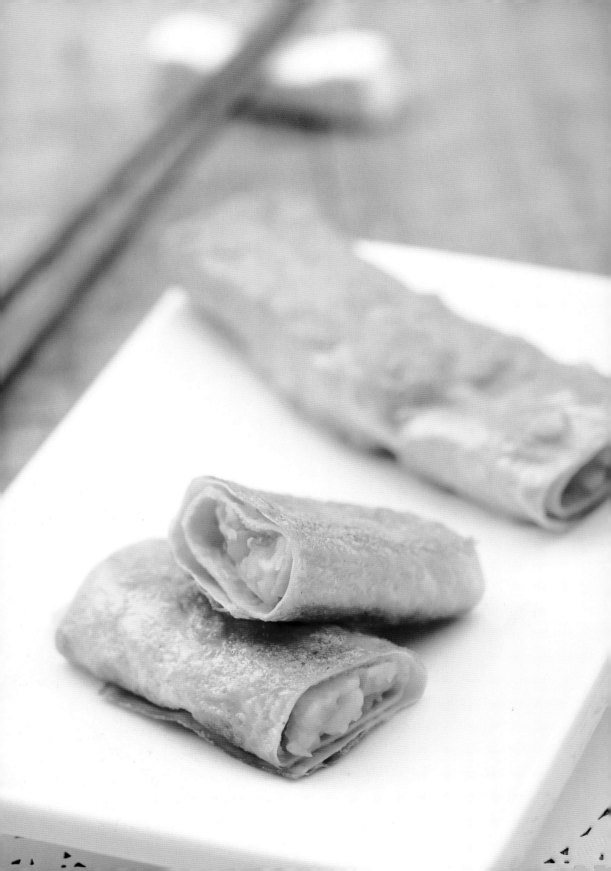

第七章

其他类

　　除了谷物、蔬菜、水果外，有些食物对糖尿病也非常有好处，而且是糖尿病患者饮食结构中不可缺少的一部分，比如牛奶、豆浆、橄榄油以及部分坚果等。糖尿病患者也要适当了解这些食物的营养和降糖吃法。

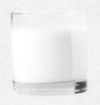

牛奶

热量：225 千焦

GI：26

每天适宜饮 250 毫升

控糖关键点：乳清蛋白

牛奶中含有丰富的乳清蛋白，不仅营养价值高、易消化吸收，还有多种活性成分，能促进胰岛素的分泌，提高胰岛素敏感性。

控糖吃法

每天喝 250~500 毫升的牛奶为宜。如果有糖尿病并发肾脏疾病应该减少每天牛奶的摄入量，应该选择纯牛奶或者无糖酸奶。

对并发症的益处

膳食中增加乳清蛋白的摄入有助于改善糖代谢，减轻体重，同时其中含有的丰富的蛋白质和钙、钾等元素还可以保护心血管，有一定的预防心血管疾病的食疗作用。

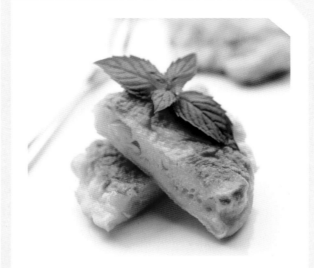

奶香玉米饼

原料：

牛奶 200 毫升，面粉、鲜玉米粒各 50 克，鸡蛋 1 个，盐适量。

做法：

1 将鲜玉米粒、面粉放入碗中，磕入鸡蛋，调入少许盐。

2 将鲜牛奶倒入碗中，将面粉搅拌成糊状。

3 锅中倒少许油烧热，舀一勺面糊倒入锅中，使其成为饼状，煎至饼两面金黄即可食用。

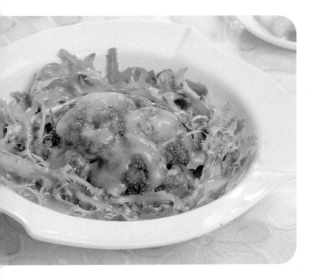

奶汁烩生菜

原料：

鲜牛奶 200 毫升，生菜 200 克，西蓝花 100 克，盐、高汤、淀粉各适量。

做法：

1 生菜、西蓝花洗净，切成小块。

2 油锅烧热，倒入切好的生菜块、西蓝花块翻炒，加盐、高汤调味，盛盘。

3 小火煮沸鲜牛奶，加高汤、淀粉熬成浓汁，浇在菜上即可。

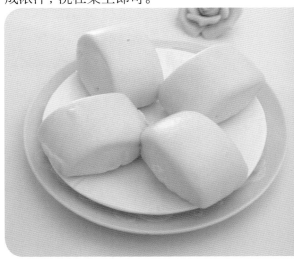

牛奶馒头

原料：

鲜牛奶150毫升，面粉300克，发酵粉适量。

做法：

1 发酵粉用冷水混合，面粉放入盆中，逐渐加入鲜牛奶、发酵粉水并搅拌，揉成面团，放置温暖处发酵 1 小时左右。

2 发好的面团在案板上用力揉 10 分钟，揉至光滑，并尽量使面团内部无气泡；搓成圆柱，用刀等分切成小块，放入蒸笼里，盖上盖，再次醒发 20 分钟。

3 凉水上锅，蒸 15 分钟即成。

奶香瓜球

原料：

鲜牛奶 200 毫升，冬瓜 150 克，盐、鸡汤各适量。

做法：

1 冬瓜去皮洗净，用挖球刀挖取圆球，焯熟捞出。

2 锅置火上倒入鲜牛奶、鸡汤烧开后，加盐。倒入瓜球翻匀后，装盘即成。

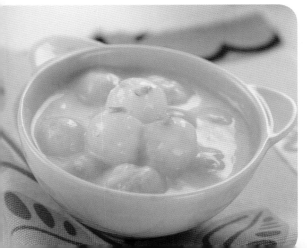

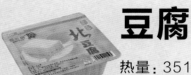

豆腐

热量：351 千焦

GI：31.9

每天适宜吃 50 克

控糖关键点：豆固醇、大豆异黄酮

豆腐完美地保存了黄豆中所含的豆固醇和大豆异黄酮物质，可以改善 2 型糖尿病患者胰岛素抵抗和血浆脂蛋白水平，有助于控制血糖。

控糖吃法

烹制方法对豆腐营养成分影响较小，但为了少摄入油脂，最好还是采用炖、煮的方式烹制。豆腐还可以与丝瓜、木耳等富含膳食纤维的蔬菜搭配食用。

对并发症的益处

豆腐中含有大量的优质蛋白，有降压、降脂、降胆固醇的作用；豆腐中含有丰富的蛋白质、钙、铁、磷、镁和其他人体必需元素，可以保护心血管健康。

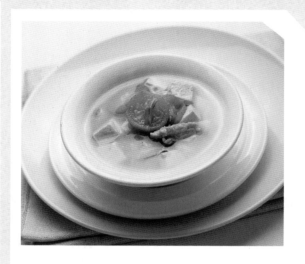

丝瓜豆腐瘦肉汤

原料：

北豆腐 50 克，丝瓜 100 克，猪瘦肉 30 克，盐、葱花各适量。

做法：

1 将丝瓜洗净，去皮，切成厚片；豆腐切块；猪瘦肉切成薄片。

2 锅中倒少许油烧热，放肉片炒至变色，加清水，大火煮沸后，下豆腐至煮沸。

3 再放入丝瓜、肉片，稍煮，至丝瓜、肉片熟烂，加葱花、盐调味即可。

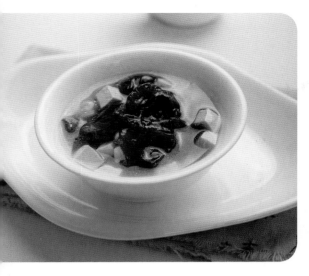

木耳烩豆腐

原料：

豆腐 100 克，泡发木耳 50 克，盐适量。

做法：

1 木耳洗净，去蒂，撕成小朵；豆腐切丁开水焯过，捞出。

2 锅中加油烧热，下木耳煸炒片刻，加盐和适量水烧沸。

3 加入豆腐丁，再沸后调味即可。

香菇酿豆腐

原料：

豆腐 300 克，香菇 100 克，香菇、青椒、红彩椒、酱油、香油、盐各适量。

做法：

1 豆腐洗净，切成墩，中心挖空；香菇洗净，剁碎；青椒、红彩椒、香菜分别洗净，剁碎。

2 香菇、青椒、红彩椒、香菜用油、盐搅拌均匀，当作馅料。

3 将馅料酿入豆腐中心，摆在碟上蒸熟，淋上香油、酱油即可。

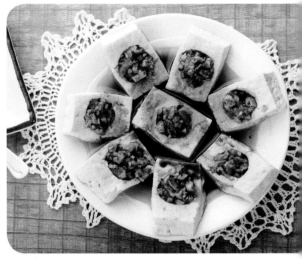

番茄炖豆腐

原料：

番茄 1 个，豆腐 100 克，盐各适量。

做法：

1 番茄洗净，切片；豆腐冲洗，切条。

2 油锅烧热，放入番茄煸炒至出汁，放入豆腐，加水，大火烧开后转小火慢炖，10 分钟后收汤，加盐调味即可。

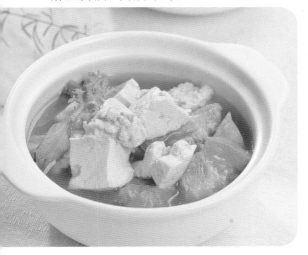

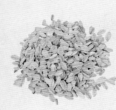

花生

热量：1246 千焦
GI：14
每天适宜吃 10~20 粒

控糖养生堂

糖尿病患者要巧吃坚果

坚果中含有大量的油脂，进入体内会转化成糖，引起血糖升高，所以很多糖尿病患者都不敢吃坚果，但坚果中含有丰富的不饱和脂肪酸以及维生素，适量食用坚果对控制血糖有好处，只不过糖尿病患者吃坚果要注意适量，体重正常者每天 25 克，超重者或肥胖者每天不超过 15 克。

控糖关键点：膳食纤维、豆甾醇

花生中含有大量的膳食纤维，而且含有甾醇类物质，能改善胰岛素敏感性。此外，花生含有大量的不饱和脂肪酸可以降低糖尿病患者体内总胆固醇和甘油三酯水平。

控糖吃法

油炸花生热量比较高，最好少吃，糖尿病患者宜吃煮花生。

对并发症的益处

花生中的可溶性纤维被人体消化吸收后，能降低有害物质在体内的积存。降血脂，有助于糖尿病患者预防高脂血症的发生。花生中的白藜芦醇有助于防治动脉硬化、高血压、冠心病等。

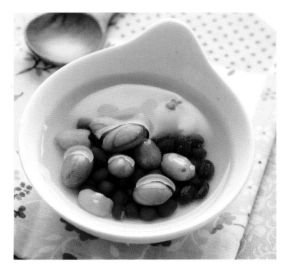

花生红小豆汤

原料：

花生仁 15 克，红小豆 30 克。

做法：

1 将新鲜红小豆与花生仁清洗干净，并用清水泡 2 小时。

2 将泡好的红小豆与花生仁连同清水一并放入锅内，开大火煮沸。

3 煮沸后改用小火煲 1 小时即可。

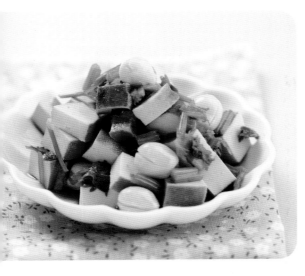

花生香干拌香菜

原料：

花生仁 50 克，香干 100 克，香菜、盐、香油各适量。

做法：

1 香干洗净，切丁；香菜洗净，切段。

2 锅中倒油烧热，放入花生仁翻炒至变酥，捞出，沥干油。

3 将花生仁、香干丁、香菜段放入碗内，撒适量盐、香油拌匀即可。

凉拌芹菜花生

原料：

花生仁 50 克，芹菜 200 克，盐、姜丝、香油各适量。

做法：

1 花生仁洗净，放入清水中浸泡 2 小时，入盐水中煮至糯软。

2 芹菜去叶，洗净，切段，放入沸水中焯2 分钟，捞出，沥干水分。芹菜段、花生仁中调入适量盐、姜丝、香油，拌匀即可。

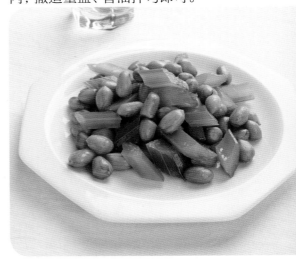

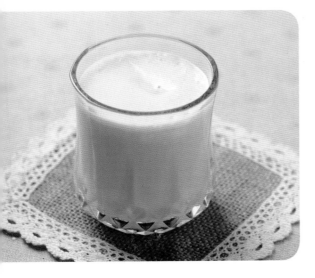

花生浆

原料：

花生仁 20 克（约 20 粒，也可以取10 粒花生，加适量黄豆、绿豆、红小豆等杂豆）。

做法：

1 将花生洗净，浸泡 4 小时。

2 放入料理机中，加入适量清水，启动"豆浆"程序即可。

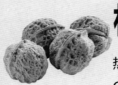

核桃

热量：2700 千焦

GI：45

每天适宜吃 1~2 个

控糖关键点：不饱和脂肪酸

胡桃中含有相当丰富的不饱和脂肪酸，能够帮助改善胰岛功能，调节血糖。

控糖吃法

每天吃一两颗核桃即可，每周吃一两次。或者可以与其他坚果，如瓜子、杏仁、开心果等轮换食用。

对并发症的益处

核桃中含有丰富的磷脂，对脑血管有保护作用；核桃中还含有丰富的维生素 E，不仅可以改善胰岛素抵抗情况，还可以保护心血管，预防糖尿病患者并发心脑血管疾病。

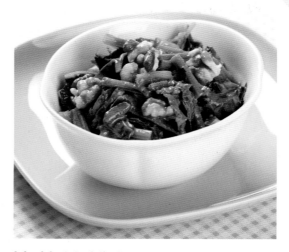

菠菜核桃仁

原料：

核桃仁 25 克，菠菜 200 克，芝麻油、盐、生抽、香醋、枸杞子各适量。

做法：

1 核桃仁去皮，与枸杞子一起放入热水中浸泡。

2 菠菜洗净，放入沸水中焯一下，捞出，切段。

3 将生抽、香醋、盐和芝麻油调匀，制成酱汁，倒入焯好的菠菜段中。撒上泡过的核桃仁和枸杞子即可。

杏仁

热量：2416 千焦

GI：45

每天适宜吃 4~6 颗

控糖关键点：膳食纤维、维生素E、不饱和脂肪酸

杏仁除含有丰富的膳食纤维、维生素E、不饱和脂肪酸外，还含有B族维生素、钾、镁以及丰富的黄酮类和多酚类成分，这些物质都可以改善胰岛素敏感性。

控糖吃法

杏仁有苦甜之分，经过加工制作后都可食用，可作为休闲小吃，也可以作为凉菜，或者磨成浆与豆浆、米糊搭配食用。

对并发症的益处

杏仁是维生素E含量较高的食物；杏仁还含有丰富的有益于心脏健康的不饱和脂肪酸，能降低胆固醇。

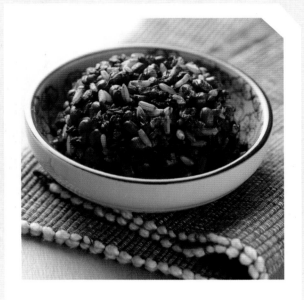

杏仁杂粮饭

原料：

熟杏仁 10 克，大米 50 克，荞麦、紫米各 15 克。

做法：

1 大米、荞麦、紫米分别淘洗干净。

2 将荞麦、紫米放入电饭煲中浸泡 2 小时，放入大米。启动"煮饭"程序，米饭煮好后，加入熟杏仁拌匀即可。

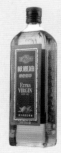

橄榄油

热量：5758 千焦

每天适宜吃 15~25 克

控糖关键点：不饱和脂肪酸

橄榄油中富含不饱和脂肪酸，能调节和控制血糖水平，改善糖尿病患者的脂质代谢，是糖尿病患者最好的脂肪补充来源。

控糖吃法

橄榄油适用于凉拌菜或者沙拉，由于橄榄油沸点低，如若用作炒制蔬菜时，也需要在锅微热时就要放入蔬菜，以免油脂过热产生有害物质。

对并发症的益处

橄榄油中的维生素 E 和不饱和脂肪酸可以保护心血管，有一定的降脂、降低血黏度作用，能阻止动脉粥样硬化，预防血栓形成，保护心脏免受冠心病的危害。

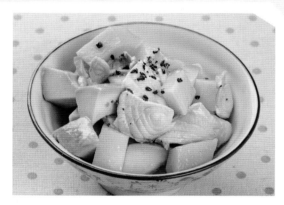

三文鱼牛油果沙拉

原料：

三文鱼 100 克，芒果、牛油果各 1 个，橄榄油、黑胡椒粉、盐、柠檬汁各适量。

做法：

1 三文鱼洗净切块，放入碗中，加橄榄油、黑胡椒粉、盐，挤入柠檬汁，搅拌均匀，腌制 20 分钟。

2 烤箱预热至 230℃，将腌制好的三文鱼用锡纸包好，放入烤箱烤 25 分钟。

3 芒果、牛油果分别去皮，去核，取果肉，切成小丁。将牛油果放入碗中，用勺碾碎，再放入芒果丁，搅拌均匀。将三文鱼放入芒果丁、牛油果丁中，挤入柠檬汁，装盘食用即可。

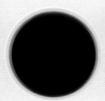

醋

热量：130 千焦
每天适宜吃 25 毫升

控糖关键点：醋酸

有人认为醋酸本身具有降糖降脂的作用，但到目前为止并没有得到强有力的证据支持。但烹调时多用食醋可以减少盐和油的用量，用醋烹制的蔬菜也可以保护其中的维生素 C 免受破坏。这可以间接起到降糖降脂的作用。

控糖吃法

吃凉拌菜或者煮汤时可稍微调入醋，或者在早餐前用温开水冲调一匙左右的苹果醋饮用，然后再吃早餐。

对并发症的益处

烹调时加入醋可以帮助减少油和盐的用量，对心血管健康有益。醋还可促进食欲，帮助消化，对消化功能弱的糖尿病患者有帮助。

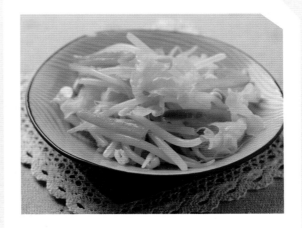

银耳拌豆芽

原料：

绿豆芽 200 克，银耳 15 克，青椒 50 克，香油、白醋、盐各适量。

做法：

1 绿豆芽择洗干净；银耳泡发，去蒂，撕成小朵；将绿豆芽、银耳分别放入沸水中焯 2 分钟捞出，挤干水分。

2 青椒洗净，切丝。

3 将绿豆芽、青椒丝、银耳放入盘中，放入香油、白醋、盐，搅拌均匀即可。

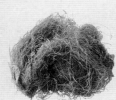

玉米须

热量：263 千焦
每天适宜用 30~50 克

控糖关键点：黄酮类物质、多糖

玉米须中含有黄酮、皂苷、多糖、多酚、甾醇等多种生物活性成分，在抗氧化、抑菌、调节血脂等方面具有一定价值。

控糖吃法

可将玉米上的干净玉米须取下，晒干后，煮水或者用沸水冲泡，饮用玉米须水即可。

对并发症的益处

玉米须还具有利尿、降血压、促进胆汁分泌、降低血液黏稠度等功效。

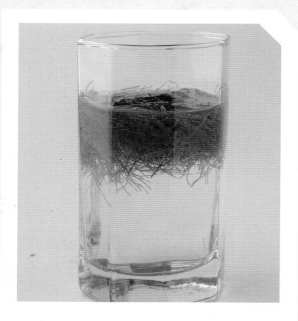

玉米须水

原料：

玉米须 30 克。

做法：

1 将玉米须洗净。

2 放入砂锅中，加入足量清水，大火煮开后，改小火焖煮 15 分钟。

3 挑去玉米须，取水代茶饮。

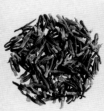

莲子心

热量：372 千焦

每天适宜吃 1.5~3 克

控糖关键点：生物碱、黄酮类、多糖、甾醇类

莲子心中可以提取生物碱、黄酮类、水溶性多糖以及甾醇类等多种对糖尿病有益的成分。此外，莲子心具有清心去火、消暑解渴的功效。

控糖吃法

可用沸水泡茶饮用。由于莲子心苦寒，脾胃弱、体质寒性者不宜饮用。

对并发症的益处

莲子心中能提取出芦丁成分，芦丁具有降压、降脂等保护心血管的作用。莲子心还含有钙、磷和钾等，可以维持神经传导性，维持肌肉的伸缩性和心跳的节律等作用，对糖尿病并发神经系统疾病有一定的预防作用。

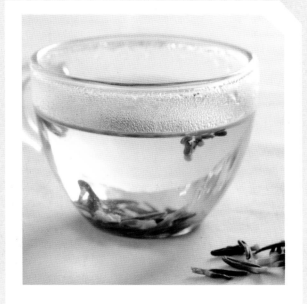

莲子心茶

原料：

莲子心 3 克。

做法：

1 将莲子心放入杯中，冲入沸水，倒掉第一遍水。

2 再次冲入沸水，闷泡 3 分钟，代茶饮用即可。

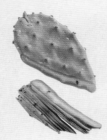

食用仙人掌

热量：38 千焦

每天适宜吃 100 克

降糖关键点：多糖、黄酮类物质

可食用仙人掌含有丰富的营养物质，不仅含有碳水化合物、蛋白质、脂肪等物质，还含有维生素、有机酸和各种微量元素，尤其是含有黄酮类物质、生物碱以及多糖等生物活性很强的成分。

降糖吃法

可食用仙人掌肉厚带刺，食用时小心将皮及刺去掉，可生食、凉拌。

对并发症的益处

可食用仙人掌中含有丰富的芦丁，可软化血管，具有降压、降脂功效；它所含的微量元素可提高人体免疫力，促进体内毒素排出，预防肝脏疾病；促进内分泌，预防糖尿病。

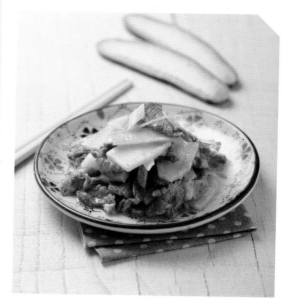

仙人掌炒牛肉

原料：

食用仙人掌 50 克，牛肉 100 克，酱油适量。

做法：

1 取肥厚的可食用仙人掌，去掉皮、刺，切片。

2 牛肉洗净切成丝，用酱油腌 5 分钟。

3 锅中倒油烧热，放入牛肉快速翻炒至断生，再放入仙人掌片一起翻炒，炒至仙人掌熟烂即可。

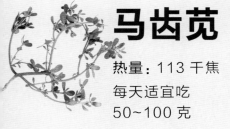

马齿苋

热量： 113 千焦
每天适宜吃
50~100 克

糖尿病患者要注意口腔护理

长期高血糖易引起口腔异味、牙龈肿痛或者牙周病，所以糖尿病患者要注意口腔护理。每天饭后漱口刷牙，且要用正确的刷牙方法，即保持牙刷 45° 倾斜角，放置在牙龈与牙齿交界处，轻微震动，上牙从上往下刷，而下牙从下向上刷，里面也要刷到。养成饭后漱口，以及用牙线清理牙齿间残留物的好习惯。此外，最好每半年进行 1 次口腔检查、每年洗 1 次牙。

降糖关键点：类去甲肾上腺素物质、黄酮类

马齿苋中含有丰富的二羟基苯乙胺，此种物质进入身体可起到类似去甲肾上腺素作用，调整体内糖代谢过程，促进胰腺分泌胰岛素，进而达到辅助降血糖的效果。

降糖吃法

马齿苋与萝卜缨、薏米一起加水煮粥，每日 1 次，适合糖尿病并发皮肤瘙痒患者。

对并发症的益处

马齿苋中含有 ω-3 脂肪酸，ω-3 脂肪酸能抑制人体对胆固酸的吸收，降低血液中胆固醇浓度，改善血管壁弹性，糖尿病患者适当食用对并发心血管疾病有一定的预防作用。

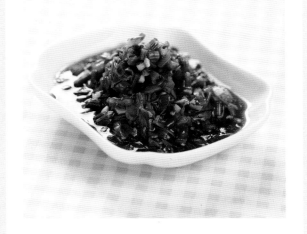

凉拌马齿苋

原料：

马齿苋 150 克，辣椒丁、蒜末、盐、陈醋各适量。

做法：

1 新鲜嫩马齿苋去老根，洗净，放入沸水中焯 2 分钟，捞出，切成段。

2 加辣椒丁、蒜末、盐、陈醋拌匀即可。

图书在版编目（CIP）数据

糖尿病降糖的 300 道菜 / 李宁主编 . –– 南京：江苏凤
凰科学技术出版社，2020.01（2025.06 重印）
（汉竹•健康爱家系列）
ISBN 978-7-5713-0614-4

Ⅰ . ①糖… Ⅱ . ①李… Ⅲ . ①糖尿病 – 食物疗法 – 食谱
Ⅳ . ① R247.1 ② TS972.161

中国版本图书馆 CIP 数据核字 (2019) 第 234749 号

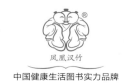

中国健康生活图书实力品牌

糖尿病降糖的 300 道菜

主　　　编　李　宁
编　　　著　汉　竹
责 任 编 辑　刘玉锋
特 邀 编 辑　孙　静
责 任 设 计　蒋佳佳
责 任 校 对　杜秋宁
责 任 监 制　刘文洋

出 版 发 行　江苏凤凰科学技术出版社
出版社地址　南京市湖南路 1 号 A 楼，邮编：210009
出版社网址　http：//www.pspress.cn
印　　　刷　合肥精艺印刷有限公司

开　　　本　720 mm×1 000 mm　1/16
印　　　张　12
字　　　数　250 000
版　　　次　2020 年 01 月第 1 版
印　　　次　2025 年 06 月第 18 次印刷

标 准 书 号　ISBN 978-7-5713-0614-4
定　　　价　39.80 元

图书如有印装质量问题，可向我社出版科调换。